脳神経内科
アナログ勉強会

Dr. U

東京図書出版

は じ め に

　脳神経内科（2018年，神経内科から改名）……はっきり言って嫌われ者です．その名を聞くだけで，不快になる学生もいるかもしれない．範囲は膨大，解剖は複雑，生理も生化も意味わかんない．

　現に講義では，昆虫顔の先生が，複雑怪奇なスライドを掲げ（しかも洋モノ），小声でブツブツ独語に浸り，終わるとさっさと帰っていく．揚げ句，学生の方は面白いようにわからない，そんな光景が目に浮かぶようです．かく言う私も，かつてはその中の一人でした．「まったく，無神経内科がさぁ～」と……．

　しかし，何の因果か，現在私はその科に所属しています．詳しい経緯は省きますが，ただ一つ言えるのは，我々は生きていく上で，神経系に無関心ではいられません．

　思考，記憶，感情，心理，体調（自律神経），睡眠，芸術，スポーツ etc. 学問はもちろん，日々の生活，趣味嗜好に至るまで，当科の内容が広く関わりを持ってきます．

　ならば，初めからそこに身を置いた方が，将来何かと便利ではないか？　それに，脳を研究する人はどこかスマートそうだし，精神科もいいけれど，やはり‘内科’の名前は捨てきれない，等々……．

　まぁ，それはともかく，今回私が本書を書くきっかけとなったのは，大学で‘総括’と題する講義（90分）を任されたことによります．さすがにあの時は慌てましたが（何をどうまとめればいいのか），自身の学生時代を思い出し，「何が難しいか，どこが間違いやすいか」，他方，「効率よく覚えるにはどうすればいいか，そしてその思いは，いつの時代も同じではないか」なる持説のもと，今回は素直にそれを提示してみることにしました．

　もとよりマトモな本ではありません．中味は古く，せいぜい講義のスライドか，国家試験に向けてのにぎやかしです．本書により諸氏の成績がどうなろうと，私の関知するところではありませんが（自費出版），結果，私の懐が潤えば，これに勝る喜びはありません．くれぐれもコピーに走ることなく，日本銀行券（e マネー）との交換を希望するものであります．

　なお，本書では暗記用に，語呂合わせを掲載しました．中には佳作もありますが，大半は強引なものです．患者様に失礼のないよう，十分配慮したつもりですが，問題がありましたら，ご指摘いただければ幸いです．あわせて宜しくお願い申し上げます．

Dr. U

目　次
contents

学生時代

　学生時代，耳鼻科に名物教授がいました．普段は温和でやさしいのに，怒ると非常に怖かった．特に実習では，頻繁に学生に質問をし，答えがないとひどく不機嫌になるのです．

　そんな中，私（小心者）がひねり出したのが，語呂合わせによる暗記法でした．まず浮かんだのが，感音性難聴を‘メニエールの特徴は，薬でそうろう’とするもの．おかげで実習は無難に乗り切り，教授の覚えもめでたかった，その成功体験がカギとなり，以後も奇怪な呪文を連発，何とか国試を乗り切ったというわけです．

　グラム陰性桿菌の KEPPS（ケップス）や，側壁梗塞の I love Goro. など，まことに汗顔の至りですが，それでも卒後○年，今なお覚えているのも事実で，将来自分の専門以外，何も記憶がないより，よほどいいのではないか……．

　今の学生におもねるわけではありませんが，まぁ，気の毒だと思いますよ．医学の進歩とともに，我々の頃に比べ，国試の範囲は格段に広がっています．しかもそれは，当科に限ったことではないわけで．

　ですからここは，考えるべきはしっかり考え，暗記については少しでも効率よくと，そうした姿勢でもやむを得ないのではないか，というより，それ以外ないのではないか，というわけで，ここではイントロ代わりに，過去の駄作を紹介するところから始めてみたいと思うのですが．

●本書の使い方（勉強会を開く）

　まずは普段（講義）から，ペンや鉛筆でノートをとる習慣をつけて下さい（絶対）．言うまでもなく，卒試や国試は，筆記用具だけの超アナログな世界です．スマホやパソコンにばかり頼っていると，当日は鉛筆を持つ手がしっくりこず，それだけでもパフォーマンスが落ちるかもしれません．

　学生時代私は，友人6〜7人と勉強会を開き，その進行役をやっていました．講義ではマメにノートをとっていたので，それを用い，私が授業を再現するわけです．さほど優秀でもなかったですが，成績不振者の救世主として，それなりに頼られていたと思います．

　ですからそう，皆さんも使える友人をそそのかし，勉強会を開いてみてはいかがでしょう．その際は本書を活用し，「あ〜だ，こ〜だ」言いながら，ポイントを書き込んでいくのです（スペースがなくなったら，もう一冊買う）．国試の際，手書きは必ず役に立ちます．何しろ筆記試験なのですから．

▪ 感音性難聴　⇒　「メニエールの特徴は，薬でそうろう」
　　　メニエールの　とく　ちょうは　薬で　そう　ろう
　　　　ⅰ）メニエール病　　　ⅱ）突発性難聴　　　ⅲ）聴神経腫瘍
　　　　ⅳ）薬剤性難聴　　　　ⅴ）騒音性難聴　　　ⅵ）老人性難聴

▪ グラム陰性桿菌　⇒　「KEPPS」（ケップス）……意味はないが，一生使える
　　　　ⅰ）Klebsiella　　ⅱ）E. coli　　　ⅲ）Proteus
　　　　ⅳ）Pseudo　　　ⅴ）Serratia

▪ 心電図：下壁梗塞．Ⅱ，Ⅲ，aVF は，リズムがいいので覚えられる
　　　　　側壁梗塞．Ⅰ，aVL，V5 V6……Ⅰをアイ，aVL を love として
　　　　　　　　　⇒　「I love Goro」

▪ 心電図：胸部誘導の電極の色（V1〜 V6）……先輩の教え（有名）
　　　　　　　　　　赤　黄　緑　茶　　　　黒　　　紫
　　　　　⇒　「あ　き　み　ちゃん　に　くろうと　むらがる」

▪ 滑車神経：上斜筋を支配，目が鼻先を見る動き（内下転）
　　　　　　　⇒　「滑車に乗車し，花を見る」

▪ 縮瞳：ⅰ）Argyll Robertson 瞳孔　　　ⅱ）高齢者（老人）
　　　ⅲ）副交感刺激作用の麻薬　　ⅳ）有機リン　　　ⅴ）フェノチアジン系
　　　　　⇒　「ロバート老人，マリにフェチ」

▪ 散瞳：ⅰ）Adie 症候群　　　ⅱ）ボツリヌス中毒　　　ⅲ）アトロピン
　　　ⅳ）抗ヒスタミン剤　　　ⅴ）三環系抗うつ薬
　　　　　→　「アディーはボツで，あと悲惨」（特に意味はない）

▪ 大脳基底核：被殻，尾状核，淡蒼球，視床下核，黒質
　　　　　　　⇒　「日々，探求，価格，黒字」

▪ 線 条 体：被殻，尾状核
　レンズ核：被殻，淡蒼球　　「線状のヒビが，レンズに入り悲嘆」
　　　　　＊被殻 → ' ひ ' など，語頭の語を並べるのも記憶に有用

5

初めに困ること

　皆が初めに困ること，それは‘脳幹のシェーマ’だと思います．教科書でも講義でも，画像（CT，MRI）と上下逆さの図が，未だ多く用いられています．

　何故，こうしたことになっているのか？　……それは，解剖学における脳幹の切片によると思われます（CT，MRI 以前の時代）．

　というのも，中枢神経の解剖では，まず脊髄から‘大脳 + 脳幹 + 小脳’を切断し，次いで，大脳から‘脳幹 + 小脳’を切り出すわけですが……．
　その際は，大脳を下に向け，中脳で切断することになると思います．ところが，切り出したそれ（脳幹 + 小脳）については，脳幹の背側が上に向くよう持つのが自然であり……（言うなれば立位）．

　さらにその向きで‘切片’を作り，そこから解剖図を作成するため，結果，背側が上のシェーマ（図1）が，現在も多く存在すると考えられるのです．
　それに対し，CT や MRI は仰臥位で撮影し，しかも大脳，小脳，脳幹を同時に輪切りにするので，自然と腹側が上を向く……（図1）．

　この件については，著者の先生方も十分承知しているはずですが，本の改訂の際など，図を作り直すのは正直面倒……それゆえ，昔の解剖図が延々残ると，おそらくこの悪循環に違いないのです．

　つまり脳幹のシェーマは，解剖，画像の，どちらを基準にするかにより，上下逆さになってしまうわけで，これ，言われてみればそうなのですが，言われなければわからないし，しかも紛らわしいこと，この上ない．

　たとえば，画像と逆さの脳幹図（図2，左上）を出され，上に背側，下に腹側と書いてあっても，「え？　背側・腹側って，何？」と……これが脳全体の切片（画像）なら，上が腹側，下が背側（腹が前，背中が後ろ）なのは，明らかなのですが．
　CT，MRI が必須の時代，やはり画像に則した図が望ましいと考えるのですが，いかがなものでしょう．このままだと，アンチ脳内科が，ますます増える一方です．

　したがって本書では，脳幹の図を画像に合わせることにしました（図2）．私のこの意向により，さらなる混乱を招く懸念もありますが，いつの世も歴史の転換点にはカオスはつきもの……というわけで，ここはぜひ，皆にがんばってもらいたい．

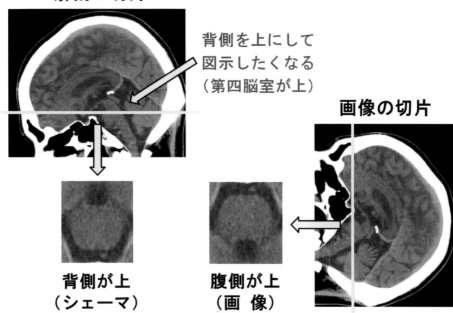

解剖の切片

背側を上にして
図示したくなる
（第四脳室が上）

画像の切片

背側が上
（シェーマ）

腹側が上
（画像）

図1　図と画像が上下逆

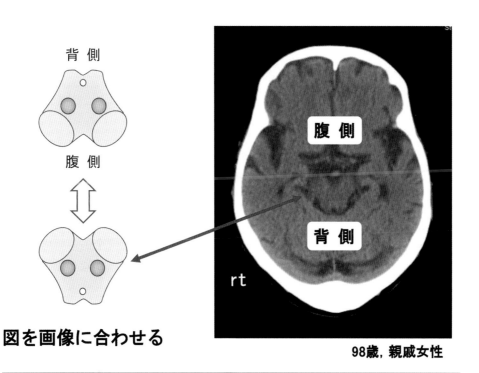

背側

腹側

図を画像に合わせる

腹側

背側

rt

98歳，親戚女性

図2　図と画像が上下逆

脳幹の解剖（総論）

　まずは，その脳幹から始めましょうか．ここは，当科を恨むきっかけの最たるもの（複雑すぎて，何が大事かわからない）．しかし，ただの丸暗記ではなく，要所をつかめば，少しは楽になると思います．

　さて既述の通り，私も脳幹については，上が背側，下が腹側で習ったため，画像を見た時は，ひどく混乱させられたものでした（いちいち図を，反転せねばならず）．
　それでも何とか記憶したいと，私なりに工夫した方法があります．そんな大層なものでもありませんが，'脳幹八分法' とでも命名しましょうか．以後これを用い，話を進めてまいりますが，まずはその概略から……．

　全体を漫然と見るのではなく，思い切って分割します（図1）．
　そもそも脳幹は左右対称なので（つまり片側だけでよいので），
　　ｉ）初めに脳幹を縦に切り，左半分だけにする（画像同様，向かって右が左側^{させく}）
　　ｉｉ）その半分を，'腹側'（上半分）と'背側'（下半分）に分ける
　　ｉｉｉ）最後に背側を'内側'と'外側'に分ける　　　　　　　といった方法です．

　さらにここでは，有益なわりに忘れられている，解剖学の知識を活用します．
　それは，脳神経の特徴と脳幹における位置との関係で，すなわち，運動主体の神経核は脳幹の内側に，感覚主体のそれは脳幹の外側に位置するという，おおまかな原則です．

　こうして分けていくと，腹側（全体の1/4）で大事なのは'錐体路'と'下オリーブ核'ぐらいで，それさえ覚えてしまえば，あとは背側の内^{うち}と外^{そと}（全体の1/8ずつ）に注目すればよいのであり……少なくとも私の場合，これでアウトラインを掴むことができました．

　また，脳幹各位（中脳，橋，延髄）の固有の構造（脳神経核など）は，覚える以外ないにしても，縦長^{たてなが}のもの（神経伝導路など）は，どの断面でも同じ位置に来るとか，その他重要な，たとえば'内側毛帯'や'内側縦束'などは，「名前からして内側^{うちがわ}でしょ」みたいな……（傍正中橋網様体もしかり）．

　以上，とりあえず，脳神経核，錐体路，下オリーブ核，内側毛帯，内側縦束を頭に入れ，次いで，各位必要な構造を追加するといったやり方で，いかがでしょうか．

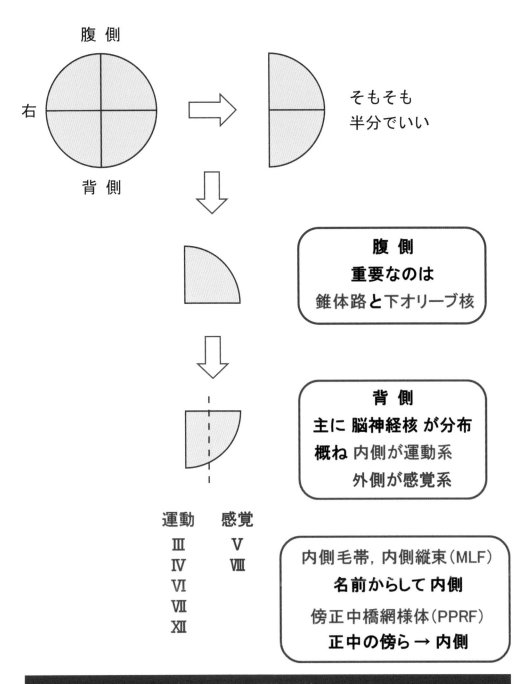

腹側
右
背側

そもそも
半分でいい

腹　側
重要なのは
錐体路と下オリーブ核

背　側
主に 脳神経核 が分布
概ね 内側が運動系
　　　　外側が感覚系

運動　　感覚
Ⅲ　　　Ⅴ
Ⅳ　　　Ⅷ
Ⅵ
Ⅶ
Ⅻ

内側毛帯, 内側縦束（MLF）
名前からして 内側
傍正中橋網様体（PPRF）
正中の傍ら → 内側

図1　脳幹八分法

*Ⅲ～Ⅻの脳神経は，すべて脳幹の背側に核があります．その中で滑車神経のみは，背側から脳幹の外に出ますが，その他‘Ⅲ，Ⅴ～Ⅻ’の神経は，核からの神経線維が脳幹内を横断し，腹側から外に出ます．講義では強調されないかもしれませんが，脳幹の解剖を理解する上で，早めに認識しておいた方がよいでしょう．

脳幹：中脳〜橋レベル

さて，はりきっていこうとしましたが，いきなり出鼻を……．
というのも，初めの中脳（図1）には，かの八分法にはない構造が目立つんですね
（黒質や赤核）．が，何しろ形がユニークなので，覚えるのは難しくないと思います．

● 中脳レベル（図1）

　　　形によって犬かパンダか（誰しも考えることですが），仮に犬とすると，
　耳介が大脳脚，耳孔が黒質，目が赤核，鼻が動眼神経核（Ⅲ核），口が中脳水道．

　　　それでも，腹側の大脳脚には '錐体路'
　　　　　　　背側の内側には運動の 'Ⅲ核' ｝ があり，例の八分法と合致．
　さらに，内側縦束（MLF）も重要で，側方注視（p.26）に関連．

　　　他方，注意点
　　▪ 動眼神経は，視覚とはほぼ無関係ですが，目という点では共通しています．
　　　しかもここで紛らわしいのが，同じ高さ（上丘）の内側膝状体で，これは聴
　　　覚の中継点なのです（視覚の外側膝状体は下丘）．
　　　つまり動眼神経は，内・外側膝状体，どちらとも関係ないのですが，「Ⅲ核
　　　と同じ高さにある内側膝状体を，視覚の中継点と勘違いしてしまうのではな
　　　いか」と勝手に心配するわけです．
　　▪ また，その内・外側膝状体ですが，本によっては，脳幹の切片に描かれてい
　　　るので，脳幹の一部かと思いきや……実は '視床' の構造物なんですね．
　　　視神経のパート（p.16）でも説明しますが，意外にこれ，見落としがちです．

● 橋上部レベル（図2）

　　　次は相当古いですが，怪獣ジャミラか，妖怪人間ベムに似た切片で……
　まずは八分法通り，腹側に錐体路，背側の外側に三叉神経の '感覚核' があり，
　さらに形的には，目が '内側毛帯'，鼻が '内側縦束' になりましょうか．
　　　またここには，背側の内側に，三叉神経 '運動核' というのが出てきます．
　顔の筋肉は主に顔面神経支配ですが，咀嚼筋は三叉神経ですのでご注意下さい．

　　　加えて，上記（中脳，橋）を通る '内側縦束' と '内側毛帯' ですが，
　これらは既述の通り，名前からして内側ですので……（両者とも縦長の構造）
　　　内側縦束：medial longitudinal fasciculus → 有名な MLF（後述）
　　　内側毛帯：medial lemniscus → 深部覚を視床に伝える二次ニューロンの線維束

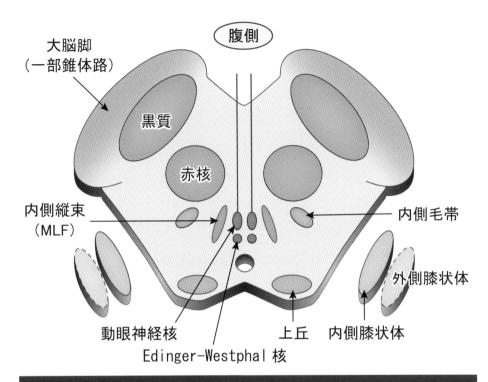

大脳脚
（一部錐体路）

黒質

赤核

内側縦束
（MLF）

腹側

内側毛帯

外側膝状体

動眼神経核　　　　　　　上丘　　内側膝状体

Edinger-Westphal 核

図1　中脳

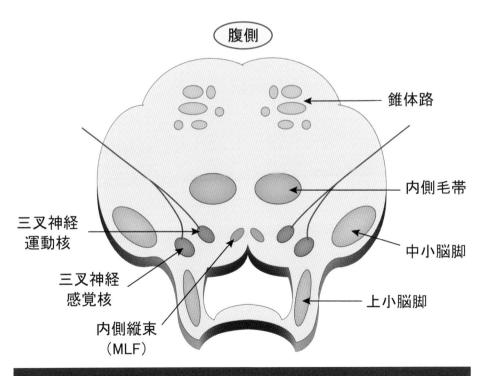

腹側

錐体路

内側毛帯

中小脳脚

上小脳脚

三叉神経
運動核

三叉神経
感覚核

内側縦束
（MLF）

図2　橋

脳幹：橋～延髄レベル

●橋下部レベル（図1．何代目かのプレデター？）
　ⅰ）腹　　側：錐体路
　ⅱ）背側外側：三叉神経核（Ⅴ核）　　　　　　　　　感覚優位 ⎫
　ⅲ）背側内側：外転神経核（Ⅵ核），顔面神経核（Ⅶ核）運動優位 ⎬ 八分法
　　　　　　　　　　　　　　　　　　　　　　　　　　　　　　⎭

　　　核から出た顔面神経は，背側のⅥ核の周囲を回り，その後，そろって腹側から
出て行くという，まるで駆け落ちでもするかのような，あやしい動きをします．

　　　また，Ⅵ核のそばには，傍正中橋網様体（PPRF：paramedian pontine reticular
formation）が存在し……記載のない本もありますが，何しろ'橋'という名で，
しかも重要な'側方注視中枢'ですから，載せない手はありません．加えて'傍
正中'というぐらいだから，正中に近いんですよ．ね，そろそろわかって下さい．
　　　加えて，対側Ⅲ核への線維が通る'内側縦束（MLF）'も重要です．

●延髄レベル（図2．下膨れのコオロギ男？）
　腹　　側：錐体路，下オリーブ核 ⎫
　背側外側：前庭神経核（感覚神経） ⎬ 八分法
　背側内側：舌下神経核（運動神経） ⎭
　そ の 間：舌咽・迷走神経核

	運動	感覚	自律
舌咽神経	疑核	孤束核	下唾液核
迷走神経	疑核	孤束核	背側核

＊運動核，感覚核は
　舌咽・迷走で共通

　　　　　　　　　⇒　「疑惑，姑息，過大な背徳」（p.25）

　　　脳幹には，多くの'固有名詞症候群'があります．代表例は，Millard-Gubler 症
候群（橋下部腹側症候群）と Wallenberg 症候群（延髄外側症候群）ですが，
前者が腹側で神経線維の障害なのに対し，後者は背側で核の障害になります
（p.57）．国試では問題ありませんが，細かい点にも注意すべしということです．

　　　なお，以下については，私の混乱も含め，後ほど説明します（p.56）．
　交代性片麻痺：Weber 症候群，Millard-Gubler 症候群
　解離性感覚障害：Wallenberg 症候群

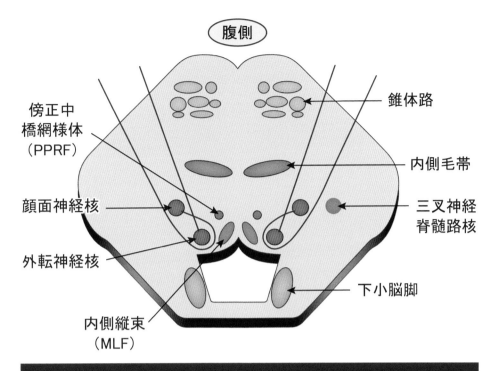

図1　橋

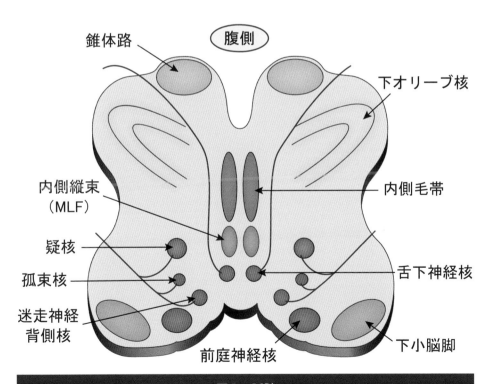

図2　延髄

脳神経あれこれ

　まずは初歩的な質問ですが，そもそも‘脳神経’は，中枢神経でしょうか，末梢神経でしょうか？　……そのイメージから，「中枢神経」と答えた人は論外（私）．

　定義上，中枢神経は，大脳，小脳，脳幹，脊髄とされています．ですから，「そこに含まれない脳神経は末梢神経」と教える先生もいるかもしれないが，でも果たしてそれでいいのか？

　十二種の脳神経のうち，Ⅲ〜Ⅻは脳幹に核があり，そこを出てからが末梢神経というのはわかるのですが，問題はⅠとⅡ，嗅神経と視神経です（直接大脳から出る）．

　とりわけ後者は，多発性硬化症（中枢性の脱髄疾患）の際，わからなくなります．「え？　視神経って末梢神経なのでは？」と……（理由を明かせば，視神経の髄鞘はSchwann 細胞ではなく，oligodendroglia だからなのですが）．

　というわけで本書では，脳幹から出る脳神経は末梢神経，嗅神経と視神経は pending とさせていただきます．事実，ここについて触れている本は少ないのですが，まぁ，盲点というか，意外なところに疑問点が転がってるという話です．

　　＊さらに言えば，「核から出た後の，脳幹内の脳神経 (p.9) は，中枢，末梢，
　　　どっちなの？」という話もあるのですが，まぁ，それは置いといて．

　さて，ようやく本題に入りますが，脳神経を学ぶ際は，運動，感覚，自律の各要素を，常に意識するよう心掛けて下さい．嗅神経と視神経は純粋なる感覚神経，動眼は運動と自律，滑車と外転は運動のみ，その間の三叉神経は感覚と運動など，それには様々なバリエーションがあります．

　痛みで有名な三叉神経にも運動（咀嚼筋）の要素が，麻痺で有名な顔面神経にも味覚の要素がなど，時に落とし穴があるので注意して下さい．ちなみに，顔の痛みを「顔面神経痛」と言ってしまう医師がいますが，これは最悪です（‘顔面痛’は可）．

　　＊また，多くの機能を有してそうな三叉神経ですが，自律の要素はありません．
　　　自律神経を含むのは，‘Ⅲ，Ⅶ，Ⅸ，Ⅹ’⇒「皆，苦闘」です．

　さらに最後，「脳神経の自律神経は，すべて副交感である」と，何を急にと思われるかもしれませんが，これは自律神経を学ぶ際のキモになりますので，とりあえず頭に入れておいて下さい．Ⅲ，Ⅸ，Ⅹでは，特に注意して下さい．

▪ 古典的な覚え方（『ベッドサイドの神経の診かた』より）

　　嗅いで（嗅神経）， 視る（視神経）， 動く（動眼神経）， 車（滑車神経）の，
　　三つ（三叉神経）の， 外（外転神経）， 顔（顔面神経）， 聴く（聴神経），
　　舌（舌咽神経）に， 迷う（迷走神経）， 副（副神経）， 舌（舌神経）

　　　⇒ 「嗅いで 視る， 動く 車の， 三つの 外， 顔 聞く 舌に， 迷う 副舌」

▪ Ⅲ，Ⅳ，Ⅵ：脳幹から出た，動眼，滑車，外転神経は，いったん海綿静脈洞で接近，
　　　　　　　上眼窩裂から眼窩内に侵入した後，再び離散（言われてみればの話）

▪ 下 直 筋：眼球の下にあり，収縮すると眼球は下転する
　 上 斜 筋：眼球の上にあるが，収縮すると眼球は内下転する（解剖を再確認）

▪ 眼瞼下垂： ⅰ）動眼神経麻痺　　 ⅱ）Horner 症候群（＋ 眼裂狭小．成書参照）
　　　　　　 ⅲ）重症筋無力症　　 ⅳ）CPEO（ミトコンドリア病）

▪ 眼瞼下垂は瞼が下がる vs 兎眼は瞼が閉じにくい（顔面麻痺）

▪ 顔面麻痺：中枢性 vs 末梢性（成書参照．末梢性の方が，麻痺は重症に見える）

▪ 両側の顔面麻痺：サルコイドーシスが有名（意外なところで意外な疾患，頭に残る）

▪ 鼓索神経（顔面神経）vs 孤束核（舌咽・迷走神経）
　　ただでさえ紛らわしいのに，味覚は，鼓索神経から孤束核に伝わる（p.24）

▪ 口蓋垂は健側に（迷走神経）vs 舌は麻痺側に傾く（舌下神経）

▪ 自律神経：Ⅲ，Ⅶ，Ⅸ，Ⅹ ⇒ 「皆，苦闘」（前ページ）

▪ 脳神経核：ここで言う核とは，中枢神経内で細胞体が集合した部位を指し（p.35，
　　大脳基底核もしかり），細胞内の核とはまったく異なる概念です．また同じ集合
　　体でも，末梢神経では‘神経節’と呼ばれ（p.92）……このように，一見簡単そ
　　うな言葉でも，深い意味を持つことがありますので，一語一語注意して下さい．

視 神 経

　視神経について，今回は'半盲'に絞って解説しますが…….
ところで，いつもは覚えているのに，いざ試験になって，「あれ？　どっちがどっち
だっけ？」とか，急に慌てたりした経験はありませんか？　集中しているせいか，普
段意識せぬところまで気付いてしまう，本項もそうしたものの一つかもしれません.

　図1で，右眼の網膜の外側の神経を，左に伸ばしたが最後，解剖学上ありえない半
盲が形成されてしまい（頭の中は真っ白）……というわけで，ここは機械的に'CCY'
と覚えてしまってはどうか，という提案なのです.

「右の網膜の外側と左の網膜の内側の神経が，右脳に向かう」と，この一側さえ描け
れば，左はその対称を描けばいいのであって，少なくとも'同名半盲'や'両耳側半
盲'については，もう迷うことはありません.

　これは理屈ではなく，ヒトの体がそうなっているのだから，明日には視神経の構造
が劇的に変わるとか，そんなわけはないのだから，ここは CCY と覚えた方が，下手
に考えるより，はるかに安全だと思うのです.
　で，右の後頭葉の病変（脳梗塞など）では，左の同名半盲，視交叉の病変（下垂体
腫瘍など）では，両耳側半盲……ね！

　また視神経は，後に出てくる対光反射の入力系（p.20）でもありますが，今回の
視覚とは別の話なので，そこは注意して下さい（図が似ているので，混同しがち）.
　但し，'対光反射＝動眼神経'とばかり思い込み，いざ試験の際，「え？　視神
経って，対光反射に関係したっけ？」とか，急にボケたりしないよう，逆に注意して
下さい（光刺激：中脳の Edinger-Westphal 核の手前までは，視神経内を通る）.

　加えてもう一つ，図1には，脳幹の章にも出てきた'外側膝状体'があります（p.10）.
視神経から後頭葉に至る中，見落とされがちですが，既述の通り，外側膝状体は'視床'
の構造物ですので…….
　ちなみに視床は，嗅覚を除く，ほぼすべての感覚の中継点です.　何が言いたいかと
いうと，視覚も聴覚も言われてみれば感覚で，それゆえ視床（外・内側膝状体）を通
るわけですが，皮膚の感覚とは異質なため，無縁と捉える人が多いのではないかと，
そこを心配するわけです.　従いましてこれを機に，考えを改めていただきましょう.

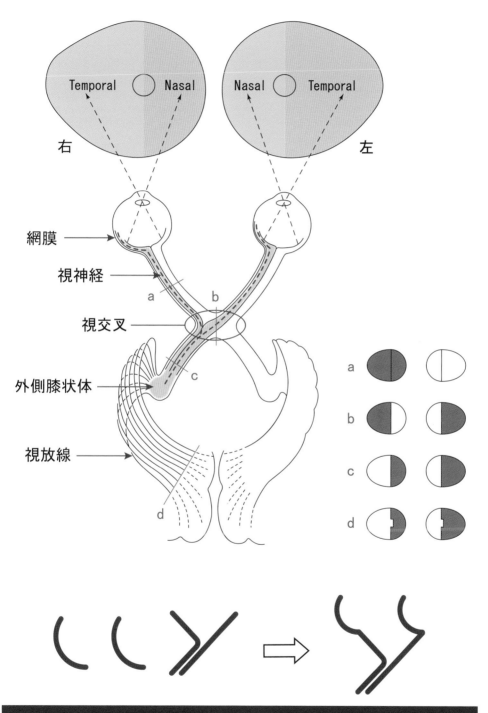

Temporal　Nasal　　Nasal　Temporal

右　　　　　　　　　　　　　左

網膜

視神経

a　　b

視交叉

外側膝状体　　　c

視放線

d

a

b

c

d

図1　視神経

動眼神経

●運動神経と自律神経
    運動神経：外眼筋（内直筋，上直筋，下直筋，下斜筋），上眼瞼挙筋を支配
    自律神経：副交感神経で，瞳孔（内眼筋）の収縮に関与．対光反射で重要

●症状： ⅰ）眼球運動障害， ⅱ）眼瞼下垂， ⅲ）瞳孔散大
    病変の部位や種類により，これらすべてを来すこともあれば，
    一部症状が出ない場合もある（図２の脳幹梗塞や，DM の pupillary sparing）

        ⅰ）眼球運動障害：内直筋，上直筋，下直筋，下斜筋の障害．症状は‘複視’
                    （上斜筋は滑車神経，外直筋は外転神経）

        ⅱ）眼　瞼　下　垂：上眼瞼挙筋の麻痺
                    同じ眼瞼でも，上瞼板筋（Horner 症候群）とは異なる

        ⅲ）瞳　孔　散　大：中脳の Edinger-Westphal 核を介する経路の障害
                    副交感が障害 → 交感が優位となり‘散瞳’

＊神経線維は，背側の核から中脳を横断し，腹側から外に出る（p.9，p.11）
    障害部位，主に二つ
        脳幹内：国試レベルでは‘Weber 症候群’
                一側の動眼神経麻痺と対側の片麻痺（交代性麻痺）（p.56）
        脳幹外：脳動脈瘤（p.19，図１）
                くも膜下出血の前兆として特に重要

    なお，国試の範囲外ですが，図２は脳幹梗塞で，一部症状が保たれていました
（下直筋と対光反射は正常）．理由として，多くの成分を有する動眼神経は，脳幹
内で線維が分かれており，本例では，その一部（下直筋と対光反射）に病変が及
ばなかった可能性が考えられましたが……細かいと嫌われるので，このへんでや
めときますか．

    但しここで，脳神経の障害が，ⅰ）核より中枢か，ⅱ）核自体か，ⅲ）核より
遠位だが脳幹内か，はたまた，ⅳ）脳幹外かといった視点は，極めて重要です．
皆さんも，ぜひそうした目を養って下さい．

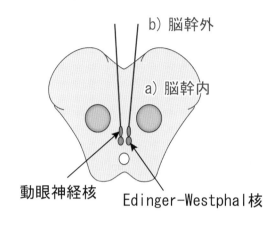
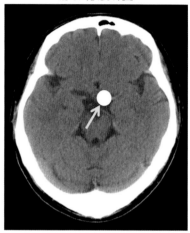

脳動脈瘤

b）脳幹外

a）脳幹内

動眼神経核　　Edinger-Westphal核

図1　動眼神経障害を来す部位

脳幹梗塞

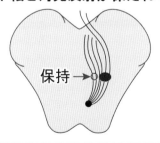

眼瞼下垂，内転・上転制限がみられる
本例は下転と対光反射が保たれていた

保持→

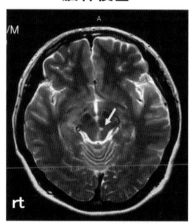
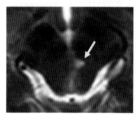

図2　左動眼神経麻痺

動眼神経（副交感神経）

　動眼神経の自律神経は，副交感神経です．これは対光反射（LR）の経路として重要ですが，同時に，「ハテ？」と思うところでもあります（後述）.

● 対光反射（図1）
　　a）光が網膜に到達
　　b）視神経を伝わる途中，そこを離れ（外側膝状体の手前）
　　c）一部は，同側中脳の Edinger-Westphal 核（EW 核）を経て
　　d）動眼神経から，瞳孔括約筋に至り
　　e）瞳孔を収縮（直接対光反射）
　　f）残りは，対側の EW 核を経て
　　g）動眼神経から，瞳孔括約筋に至り
　　h）対側の瞳孔を収縮（間接対光反射）
　　　　　この中で，視神経から，両側の EW 核までが‘求心路’
　　　　　EW 核から，動眼神経，瞳孔括約筋までが‘遠心路’

　　　▪ 以上 LR は，視覚（p.16）とは異なる話ですが，
　　　　ただ光刺激も，途中までは視神経を通るので，そこは注意して下さい．
　　　▪ 他方，視覚の中継点である外側膝状体は，ここには出てきません．
　　　　そう，つまり外側何がしは，LR の系には含まれないのです．
　　　▪ さらに言えば，LR は大脳を経由しない，つまり‘脳幹反射’ということです．

　＊反射を考える際は，常に‘求心路’と‘遠心路’を意識することが重要です．
　　　ちなみに，角膜反射の求心路は三叉神経で，遠心路は顔面神経．
　　　また下顎反射は腱反射で，求心路，遠心路とも三叉神経なのですが……
　　　（顔にも腱反射があり，それが顔面神経でないことに，少しは驚いてほしい）

　　さて，最後にもう一つ．冒頭の「ハテ」と思う，このハテとはいったい何か？前章（p.18）で，「動眼神経麻痺は，散瞳を来す」と言いました．副交感が障害され，交感神経が優位となり，瞳孔が散大する……
　　確かに，それはその通りなのですが，ではどうしてその際，交感神経は障害されないのか？　何故，図1に交感神経が描かれていないのか？　そもそも交感神経はどうなっているのか？　ということなのですが……（詳しくは次章で）

光

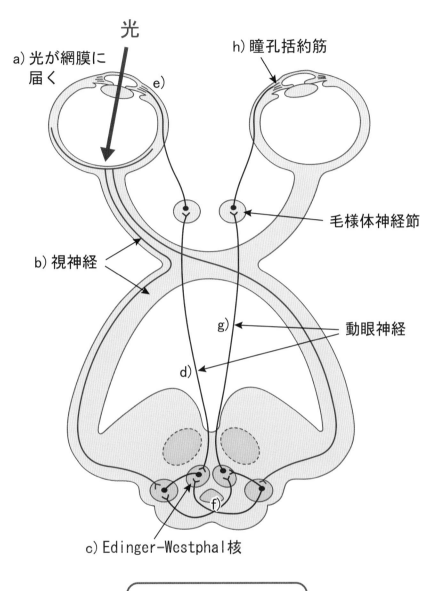

a) 光が網膜に
　 届く

h) 瞳孔括約筋

e)

毛様体神経節

b) 視神経

動眼神経

g)

d)

f)

c) Edinger-Westphal核

外側膝状体は含まれない
視覚とは経路が異なる

図1　直接・間接対光反射

瞳孔の交感神経はどこに？

瞳孔の自律神経は，教える側も苦労します．多くの先生は，動眼神経の副交感が終わると，何ごともなかったように，滑車神経へと話を進めるわけですが，ここで「ハテ？」（前章）と思った人は，真っ当かもしれません．そう，「交感神経はどうなんですか」と.

でも，教える側は違うんですね，「瞳孔の交感神経は脳神経ではないので，ここで話す必要はない」と．前にも言いましたが，脳神経の自律神経は，すべて副交感神経なのです．

概ね当科の講義は，大脳，脳幹の次あたりに脳神経が来て，その後，小脳，脊髄を経て，最後，末梢神経の一部として，自律神経を習うように思うのですが，この脳神経と自律神経の間の時間差が，話を厄介にしているのです．そもそも自律神経を学ぶ前に，すでに脳神経内に副交感があることや，忘れた頃に交感神経が現れ，しかも副交感とはまったく別の経路を取るわけですから……（混乱必至）.

動眼神経麻痺では，なぜ縮瞳ではなく散瞳するのか，言いかえれば，どうして副交感だけが障害され，交感神経は保たれるのか？　試験中，突如正しい疑問にぶち当たったが最後，またも頭の中は真っ白…….

というわけで，話の途中ですが，ここで瞳孔の交感神経について説明を加えます．図1のごとく，交感神経は，動眼神経とは，まったく別の経路を取ります.
　　a）視床下部から脳幹内を下り，胸髄の中間外側核に到達
　　b）そこで交感神経幹に渡り，上頸神経節まで上行
　　c）同部でシナプスを変えた後，節後線維が瞳孔散大筋に至り，散瞳！
逆に，この経路のいずれが障害されても，縮瞳を来すわけですが，とにかく動眼神経とはまるで違う経路であることを，ご理解いただけましたでしょうか（p.60）.

また交感神経は瞼板筋にも作用し，障害されると眼瞼下垂と眼裂狭小を来します．これが有名な 'Horner 症候群' で……（眼裂狭小については，成書参照）
　　動眼神経麻痺：眼瞼下垂の側で，瞳孔散大
　　Horner 症候群：眼裂狭小の側で，瞳孔収縮

以上本章は，動眼神経との違い，Horner 症候群，Wallenberg 症候群，Pancoast 腫瘍など，関連事項が目白押しのため，しっかり押さえておきましょう.

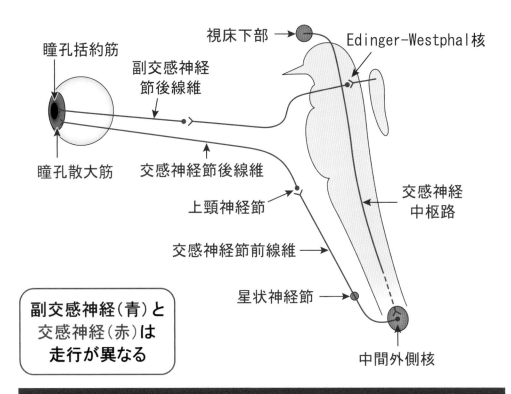

瞳孔括約筋

副交感神経
節後線維

視床下部

Edinger-Westphal核

瞳孔散大筋

交感神経節後線維

上頸神経節

交感神経節前線維

星状神経節

交感神経
中枢路

中間外側核

副交感神経（青）と
交感神経（赤）は
走行が異なる

図1　交感神経はどこに？

表1　瞳孔，眼瞼の自律神経障害

	瞳孔	眼瞼の筋	眼瞼
副交感神経	散瞳	眼瞼挙筋	眼瞼下垂
交感神経	縮瞳	瞼板筋	下垂，狭小

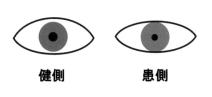

健側　　　患側

縮瞳

下垂，狭小

顔面発汗低下

障　害　部　位
中枢路
　Wallenberg症候群
節前線維
　Pancoast腫瘍
節後線維
　海綿静脈洞　など

図2　Horner症候群

23

脳神経（その他）

● 三叉神経（図1）：顔の感覚, 運動（咀嚼）, 角膜・下顎反射, 自律神経はない
　　　⇒「感覚, 咀嚼に, 角膜, 下顎, 自律神経含まれぬ」（都々逸）

　　▪ 眼 神 経 （V1）：角膜反射の求心路（遠心路は顔面神経）(p.20)

　　▪ 下顎神経 （V3）：咀嚼（運動）と下顎反射（腱反射）(p.20)

　　▪ 海 綿 静 脈 洞：V3は通らない ⇒「海面を山麓（Ⅲ〜Ⅵ）と誤算（V3）」

● 顔面神経（図2）：茎乳突孔の前 ＝ 顔面筋に至る前の'三枝'に注目

　　▪ 三枝：大錐体神経, アブミ骨筋神経, 鼓索神経
　　　　　⇒「だいたい, アブミで, コサック？」（鐙でダンスは無理）

　　▪ 感覚：味覚 → 鼓索神経 → 孤束核……（孤束核：舌咽・迷走にも関与）
　　　　　⇒「ミカ（人名）の, コサックは, 姑息」

　　▪ 自律：上唾液核 → 鼓索神経 → 顎下神経節 → 顎下・舌下腺

＊混乱事項：下顎神経（三叉神経Ⅲ枝）vs 顎下神経節（顔面神経）

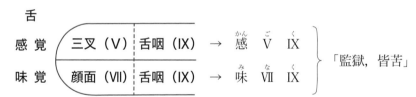

	舌			
感 覚	三叉（V）	舌咽（Ⅸ） →	感 V Ⅸ	
味 覚	顔面（Ⅶ）	舌咽（Ⅸ） →	味 Ⅶ Ⅸ	「監獄, 皆苦」

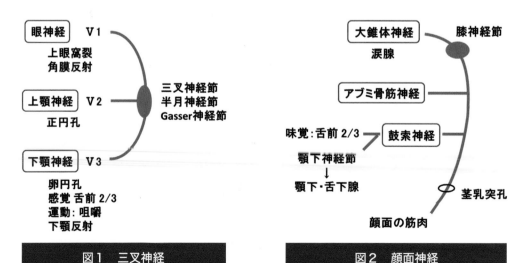

図1　三叉神経	図2　顔面神経

（図1 三叉神経）
眼神経 V1　上眼窩裂　角膜反射
上顎神経 V2　正円孔
下顎神経 V3　卵円孔　感覚 舌前2/3　運動：咀嚼　下顎反射
三叉神経節　半月神経節　Gasser神経節

（図2 顔面神経）
大錐体神経　涙腺　膝神経節
アブミ骨筋神経
味覚：舌前2/3　鼓索神経
顎下神経節　↓　顎下・舌下腺
茎乳突孔
顔面の筋肉

● 舌咽・迷走神経

　運動・感覚：疑核と孤束核　　（舌咽・迷走で共通）

　自律神経：下唾液核と背側核（舌咽・迷走で別々）……副交感神経です！

表1　舌咽・迷走神経			

	運動	感覚	自律
舌咽神経	疑核 咽頭筋	孤束核 舌の後部	下唾液核
迷走神経	疑核 喉頭筋 下喉頭神経 （反回神経）	孤束核 喉頭	背側核

　　　　　　　　　　　　　　　　　　　　「疑惑, 姑息, 過大な背徳」

疑核（疑惑）
孤束核（姑息）
下唾液核（過大）
背側核（背徳）

疑核, 孤束核は共通

▪ 運動：咽頭・喉頭筋（舌咽・迷走）　⇒　「インコ, 絶命」
　　　　舌咽単独の麻痺は少なく, 迷走神経が主 → 嗄声は反回神経

▪ 感覚：孤束核 ｛ 舌咽神経（IX）, 舌後1/3の感覚・味覚
　　　　　　　　　顔面神経（VII）, 舌前2/3の味覚 (p.24)

▪ 自律：迷走神経（背側核）：心臓, 気管, 消化管　⇒　「迷走, 背徳, 心気症」

脳幹	神経核	神経	唾液腺
橋	上唾液核	顔面神経	舌下腺
橋	上唾液核	顔面神経	顎下腺
延髄	下唾液核	舌咽神経	耳下腺

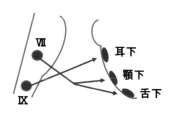

脳幹の上（橋）から, 顔の下の顎舌 ｝ 「耳は舌咽, 顎舌顔面」
脳幹の下（延髄）から, 顔の上の耳

　　＊重要ではないが, 紛らわしいので載せる.

PPRF, MLF が苦手な人に

最も疎ましい項目の一つですが,「やだなぁ」と目を背けた瞬間, PPRF が働いているという皮肉に気付いて下さい. そう, 普段ヒトが横を見る際, 眼はどう動くかを意識するところから, 始めてみましょう（垂直方向の共同運動は, 国試範囲外）.

というのも, 講義ではまずどうしても, 単眼の話からしなくてはなりません（Ⅲ, Ⅳ, Ⅵ神経の単独の機能）.「単眼もわからぬのに, 両眼など」というわけですが, しかし, そもそもその前に, 人の眼は左右同時に動いているのであり…….
であれば,「脳からの指令が PPRF に」と, 頭の方から考えるより,「実際の眼の動きから, PPRF に戻った方が簡単なのでは?」というわけです（コツ, その1）.

　側方注視：一側の眼の外転（Ⅵ神経）と対側の眼の内転（Ⅲ神経）が必要
　　　　　　そのための中枢が PPRF, 対側のⅢ核への線維が MLF を通る

大脳から, 直接Ⅲ核やⅥ核に線維が行くわけではありません. もしそうならば, 眼は左右別々に動くことになり……（極度の複視, 極めて不便）.
物を一つに捉えるには, 眼は同期して動かねばならず, そのための中枢が PPRF と.

さらに2つ目のコツ, それは, Ⅲ核とⅥ核が同一平面に描かれている図より, 脳幹を前額断にした, 縦の図の方がわかりやすい（図1）ということです.

たとえば, 図1の PPRF（paramedian pontine reticular formation, 傍正中橋網様体）ですが, 実はこの中に, 重要なワードがあります. それは'橋'です. なぜならば, 橋はⅢ核（中脳）より下にありますよね. つまり大脳からの線維は, いったん中脳をスルーし, 先に橋にある PPRF に向かうのです（縦の図でないとわかりにくい）.

また'傍正中'という言葉も肝で, 正中の近くから, これも比較的内側にあるⅥ核に線維を出し, さらに対側の MLF〜Ⅲ核（これも内側）にまで線維を伸ばすという…….
名前がキモなのは, MLF（medial longitudinal fasciculus, 内側縦束）も同じで, 内側を縦に走行しているわけですから（コツ, その3'内側'）.

　コツ：1）眼の動きから PPRF に戻る
　　　　2）前額断の脳幹図を用いる
　　　　3）Ⅲ核, Ⅵ核, PPRF, MLF, すべて内側……(p.9 脳幹八分法)

＊多くの成書が

大脳中枢から
a) 先にⅢ核より下の
PPRFに刺激が行き
b) 一方はⅥ核に至り
右眼を外転させ
c) 他方は左のMLFを経て
中脳のⅢ核に至り
左眼を内転させる

＊すなわち，PPRFとⅢ核が
つながっているような
書き方をしていますが・・・

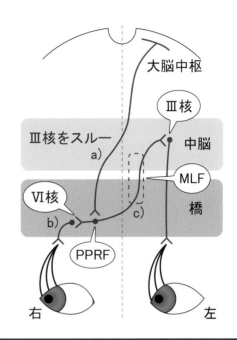

図1　側方注視（右注視）

詳しい本によると

PPRFと対側のⅢ核は
直接はつながっておらず

・初めにPPRFから
Ⅵ核に線維が伸び

・次いでⅥ核からの
核間ニューロンが
対側のMLFを経て
Ⅲ核に達する

となっています（古くから）
できればこちらで
理解して下さい

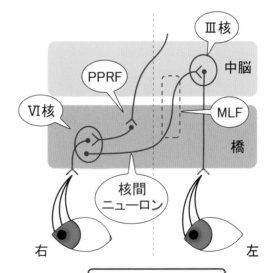

internuclear neuron
Ⅵ核 と Ⅲ核内の
内直筋の核をつなぐ

図2　側方注視（右注視）

（参考）安達惠美子編集『眼科診療プラクティス12　やさしい神経眼科』第1版，文光堂，1994

核間性眼筋麻痺

　MLF症候群は，主に本邦における用語で，正式名称は‘核間性眼筋麻痺（internuclear ophthalmoplegia，INO）’です．その意味を考えるにあたり……．

　脳神経の障害が，核より中枢か，核自体か，核より遠位だが脳幹内か，あるいは，脳幹外か，なる視点が重要であることは，既に述べました（p.18）．しかし本症候は，それらとはやや趣が異なります（そもそも脳神経の障害にあらず）．

　p.27 の図1をご覧下さい．これによると，MLF はⅢ核とⅥ核の間に位置し，そこが障害されての症候ゆえ，核間性と呼ばれるのだろうと漠然と考えてしまいます．

　ところが厳密には，図2のⅥ核とⅢ核をつなぐ internuclear neuron の障害から，核間性眼筋麻痺と呼ばれるようになったわけです（中でも主に MLF の障害だが）．

　▪ INO の三徴：ⅰ）障害側の内転障害　ⅱ）対側の単眼性眼振　ⅲ）輻輳は可能

　初めに，ⅰ）の内転障害．まず側方注視の問題だから，垂直方向は考えなくてよい（国試では）．むろん，外転神経も無関係．問題は，「動眼神経自体の病変で，内転障害のみを来すことがあるか」ですが……．

　確かに，動眼神経の章で，同神経が部分的に障害された例を提示しました（p.18）．しかし，内転だけが障害され，他のすべて（外眼筋，内眼筋）は保持されるといった症例は，私の知る限りありません（あったところで国試に出ない）．

　しかも，ⅲ）の輻輳可能を考えれば（側方注視とは命令系が異なる），障害側の眼球は，内転できないわけではないのです．でしょ？　で，輻輳の際，内転させるのは内直筋（動眼神経支配）だから，動眼神経自体は生きているはずなのです．MLF が障害されても，動眼神経が無キズなら，他からの命令（この場合，輻輳）で眼は内転できると，まぁ，そういうわけなのです．

　さて，INO で難しいのが，ⅱ）の単眼性眼振でしょう．たとえば，左の INO とすると，患者さんが右を見る際，右眼は外転しますが，左眼は内転できないため，複視が生じます．すると，それを是正するため，右眼は正中に戻ろうとする．しかし，もともと側方注視が指示されているので，再び右に向こうとする．が，それだとまた複視になるので，再度正中へと，その繰り返しが単眼性眼振，と解説している本がありますが……（機序は，国試には出ないと思います）．

　MLF（内側，縦）や PPRF（傍正中，橋），今回の INO（核間性）もそうですが，名前を見てあきらめるのではなく，むしろ名前がポイントになると考え，がんばって下さい．

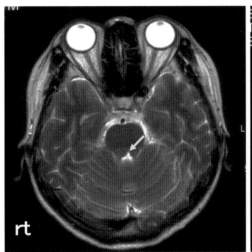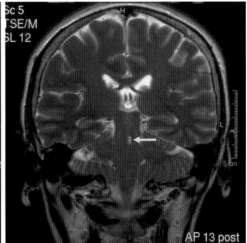

左のINO：これだけ微小な病変でも 長期複視
（大脳でこのサイズなら 無症候かもしれないが）

図1　左脳幹梗塞

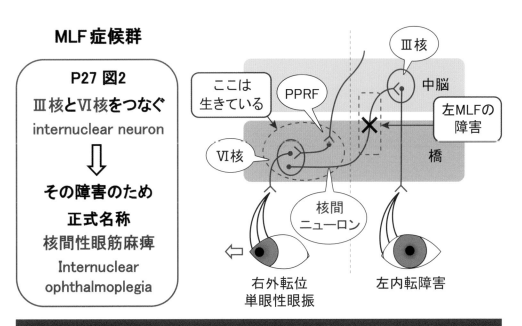

MLF 症候群

P27 図2
Ⅲ核とⅥ核をつなぐ
internuclear neuron
⇩
その障害のため
正式名称
核間性眼筋麻痺
Internuclear
ophthalmoplegia

ここは
生きている

PPRF

Ⅲ核

中脳

左MLFの
障害

橋

Ⅵ核

核間
ニューロン

右外転位
単眼性眼振

左内転障害

図2　核間性眼筋麻痺（INO）

共同偏視

　脳の重篤な障害により，眼球が一側に偏倚する徴候．'脳血管障害'や'てんかん'などにみられる……と，まだ脳神経も終わらぬ中，何やら変則的ですが，側方注視からの流れで考えた方が，わかりやすいと思います．

　但しこの徴候は，ⅰ）脳の麻痺性病変か，刺激性病変か，ⅱ）テント上病変か，テント下病変かにより，偏視の向きが異なるため，注意を要します（今回テント下は割愛）．

　ⅰ）麻痺性，刺激性とは
　　麻痺性病変：脳から信号が出なくなる状態（主に脳血管障害，症状は麻痺）
　　刺激性病変：異常な信号が発せられる状態（主にてんかん，症状は痙攣）

　ⅱ）テント上病変の場合
　　麻痺性病変：脳の病変により一側の PPRF に信号が伝わらず，
　　　　　　　　対側の PPRF が優位となり，眼球が対側に引かれる状態（図１）
　　刺激性病変：脳の病変からの異常信号が一側の PPRF を刺激し，
　　　　　　　　眼球がその側に向かされてしまう状態（図２）

＊さらに言葉上の問題（病変側 vs 障害側）……これを間違うと最悪．
　　ここで言う病変とは，脳内の病変のことであり，手足の障害部位を指すのではありません．麻痺や痙攣は'症状'であって，そこには病変はないのです．
　　何ゆえこんな話をするかというと，そもそも我々が患者さんを診る場合は，症状をそのまま記載するのが原則のはずで，すなわち，「手足の麻痺と反対側に，眼球が偏倚する」とか，「痙攣側に，眼球が偏倚」など，診たままを書くべきであり……．
　　ところが，本によっては，「脳の病変側に，眼球が偏倚」などと書かれてあるので，困ってしまうのです．そうおっしゃる先生に問うてみたい，「あなたの目はCTか？」と．学生には，「患者さんを診なさい」と言いながら，自分は機械に頼るんですか？　ただ，ここで愚痴ってもしょうがないので，とにかく皆さん，気を付けて下さい．

＊痙攣（患者さんの模倣をするなど，タブー中のタブーですが）．
　　さて皆さん，突然ですが，右手に空き缶を持ち，肘を曲げ，首を右に向け，缶を横目でにらみ，それを強く握ってみて下さい（手はブルブルすると思いますが）．
　　左のテント上病変による痙攣は，そうした状態になると思って下さい．テント下病変による痙攣は稀なので，'痙攣の共同偏視＝缶を握るポーズ'で通用するかと思います（逆に麻痺性病変では，手足の麻痺と反対側を向く）．

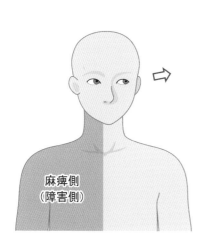

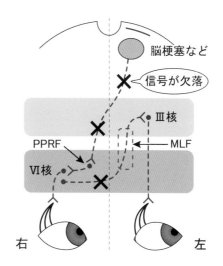

麻痺側
(障害側)

麻痺側と反対側に
眼球が偏倚する

<u>左の大脳の麻痺性病変</u>

右向きの注視路に信号が伝わらず
<u>眼球は左に引かれる</u>

図1　テント上，麻痺性病変

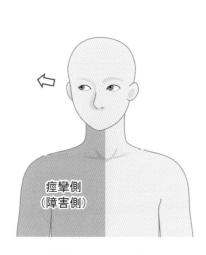

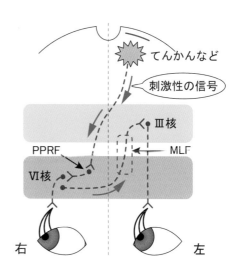

痙攣側
(障害側)

痙攣している側に
眼球が偏倚する

<u>左の大脳の刺激性病変</u>

右向きの注視路に刺激信号が伝わり
<u>眼球は右に向かされる</u>

図2　テント上，刺激性病変

31

Wallenberg症候群

　国試向けの本だから，ここにWallenberg（延髄外側症候群）が来ても，違和感はないでしょう．脳幹の解剖（八分法），舌咽・迷走神経，めまい，構音・嚥下障害，瞳孔の交感神経，後述する解離性感覚障害など，いったん知識を整理するのもよいかと思います．

　原因は，椎骨動脈の脳梗塞が多いですが……（脳底動脈にあらず）．
ところがここで皆さんは，最初のトラップにかかります．それは'脳梗塞'というワードです．未だ素人同然の皆さんが，脳梗塞と聞いた場合，最初に何を思い浮かべるでしょう？　多くの人が，'手足の麻痺'を想像するのではないでしょうか？

　で，その先入観のまま症候を学ぶから，余計モヤモヤするのです．ですから先に言っておきますが，Wallenbergには，顔や手足の麻痺はありません！（構音・嚥下障害はあるが）まずはこの原則を，しっかり押さえておきましょう．

　大きな'陰性徴候'を知ると，以下のチマチマが，少しは覚えやすくなるのでは？
　同側　ⅰ）顔面の温痛覚（三叉神経脊髄路）
　　　　ⅱ）前庭神経核（眼振，めまい）
　　　　ⅲ）疑核（運動：舌咽は咽頭，迷走は喉頭，特に反回神経）(p.25)
　　　　ⅳ）下小脳脚（運動失調）
　　　　ⅴ）交感神経下行路（Horner症候群）
　対側　ⅵ）頸部以下の温痛覚（外側脊髄視床路）　　　　症状6つ（ⅰ～ⅴ＋ⅵ）

　これらを覚えるには，粗大な麻痺がないことと，症状を6つに決めてしまいましょう．
　同側5つ：三叉，前庭，疑核，下小脳脚，交感
　　　　　　⇒「三者，　高官，　前提，　焼却，　疑惑」
　　　　　　　三人の高官が，前提を焼却した疑惑……（隠蔽体質的な）

　焼却と略すと，どの小脳脚かわからない？　下部脳幹だから下小脳脚です．
　蝸牛神経核は'橋'にあるので，聴覚症状はない．
　迷走三核（運動，感覚，副交感の順）：疑核，孤束核，背側核 (p.12, p.25)
　　　　　　⇒「疑惑，　姑息，　背徳　→　迷走」

＊覚えられる人は，普通に覚えて下さい．

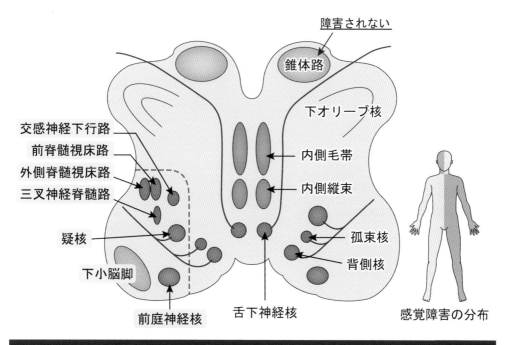

障害されない

錐体路

下オリーブ核

交感神経下行路
前脊髄視床路
外側脊髄視床路
三叉神経脊髄路

内側毛帯

内側縦束

疑核

孤束核

背側核

下小脳脚

前庭神経核 　舌下神経核 　感覚障害の分布

図1　Wallenberg 症候群

表1　病側・対側の症状

	病　側	対　側
語呂合わせの順	顔面の温痛覚障害（三叉神経脊髄路） Horner 症候群（交感神経） めまい，眼振，悪心・嘔吐（前庭神経核） 上下肢の運動失調（下小脳脚） 構音・嚥下障害（舌咽・迷走 ⇒ 疑核）	体幹半側の 温痛覚障害 （脊髄視床路） 手足の 麻痺はない

⇒ 「三者，高官，前提，焼却，疑惑」

大脳あれこれ

前～後頭葉については問題ないと思いますが，人によっては落とし穴が……．というのも，高次脳機能で有名な'角回'や'縁上回'（図１）は，脳地図や画像でも，ずいぶん下の方にあるのに，意外にも頭頂葉なんですね（p.40）．もっともこれはヒトが決めたエリアなので，「何で頭頂葉なんだ」とか言われても困るのですが．

●灰白質，白質 vs 皮質，髄質

灰白質：神経細胞（ニューロン）の細胞体が多く存在する部位

白　質：神経線維が多く存在する部位

　　　　灰白質 ＝ 表面，白質 ＝ 深部，のイメージだが……

　　　　深部でも'間脳'（視床，視床下部）や'基底核'は灰白質です（盲点）

皮　質：大脳表面の灰白質を指し，間脳や基底核は含まない

髄　質：深部の神経線維の多い部分で，白質とほぼ同義

●大脳辺縁系とは？

大脳皮質の乏しい爬虫類にも存在するので，爬虫類脳とも呼ばれ，
本能や恐怖，意欲や記憶に関係します（敵と遭遇したワニが逃げる映像あり）．

　ところで，そもそも解剖学上，辺縁系とはどこを指すのか？　本によっても多少違うので，まずは皆さん，ここで煩悶するわけですが……しかし，よく考えて下さい，系ですよ，系！　英語だと limbic system．もともと系とは，'ひと続きの関係をなすもの'という意味だから，図で表しにくいんですね．

　加えて，矢状断で図示する自体，無理がある．というのも，前額断で見ると，帯状回は正中近くなのに対し，脳弓は後方で外下方にカーブし，側頭葉の海馬につながるわけですから（平面で表しにくい）．そこで，体感するとわかると思い，後輩に体前屈をさせたのが図２で……OK, everybody. Let's limbic！でございます．

辺縁系：おおまかには以下の四つ

　　　　⇒「帯状回，脳弓，海馬に，扁桃体」（五七五）

　　　　　「おび，ゆみ，うま，もも」（帯をした桃太郎がやぶさめをする）

扁桃体：不安や恐怖，好き嫌いに関係（扁桃とはアーモンドのこと）．

　　　　⇒「扁桃体，不安と恐怖で，好き嫌い」（アーモンドアレルギー？）

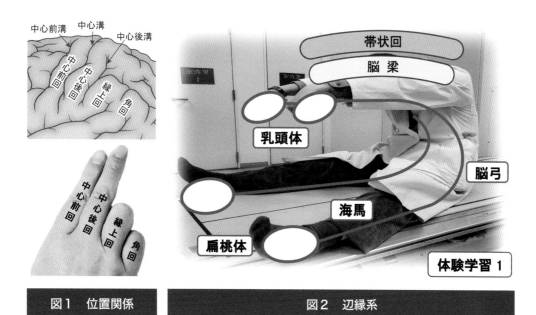

図1　位置関係	図2　辺縁系

●間脳：視床，視床下部（本によっては，下垂体，松果体まで）
　　　　⇒　「官能は，　視床の下に，　体二つ」
　　　　　（thalamus：新婚さんのベッドを意味するらしいから，あながち）

●基底核：

　　大脳の中央〜底部にかけ，神経線維が多くを占める（白質）なか，神経細胞の密
集した部位があり，これを基底核といいます（p.15）．中脳黒質は，やや離れた
イメージですが，前額断で見ると，思ったより近いことがわかります（図3）．

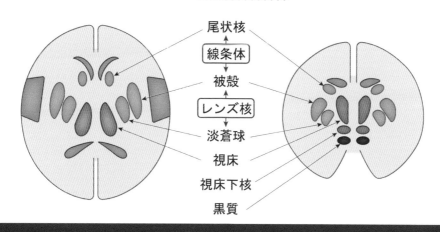

図3　基底核

（参考）小林士郎，上坂義和監修『Simple Step　脳・神経』第1版，海馬書房，2015

意識関連

●似て非なる症候（＊はポイント）

i）閉じ込め症候群（locked-in syndrome）

　　　橋底部や大脳脚の損傷による．垂直眼球運動は保たれ，意識障害はない．下位脳神経障害と四肢麻痺により，言語や体動による意志疎通が困難となり，意識はあるも伝えられず，「閉じ込められた」と感じる．そう理解すれば，ii）〜iv）と区別可能．　＊意識あり「橋の底の橋脚に，閉じ込められた」

ii）無動無言症（akinetic mutism）

　　　体が動かず発語がなければ無動無言症というわけではなく，確たる医学用語．間脳〜上部脳幹の損傷によるとされる．傾眠傾向を来すが，睡眠・覚醒，嚥下は保たれ，対象を追視することもある．　＊意識低下だが，追視あり

iii）失外套症候群（apallic syndrome）

　　　皮質の広範な損傷により，運動，言語の大半が障害される．睡眠・覚醒，嚥下は保たれるが，追視はなく，除皮質硬直姿勢を取るなどの点で，無動無言症とは区別される．　＊失外套，除皮質，追視なし「室外，除湿，追試なし」

iv）植物状態（vegetative state）

　　　大脳の機能が喪失，運動・感覚，精神活動が欠如し，意識障害が遷延した状態．脳幹の機能は保たれ（脳死とは異なる），循環や呼吸，自律神経（体温調整など）は保たれる．　＊脳幹は保持「植物の幹，循環と呼吸は自立」

●別の視点から（名称と障害部位にギャップ？）

i）除脳硬直

　　　名称から，広範な大脳病変（大脳が除かれたような）をイメージするが，もとは中脳〜橋の障害により，大脳と脳幹の間が断たれた状態を言う．脳幹の一部は保たれるので，脳死とは異なる．　＊実際は，大脳病変でも見られるが．

ii）除皮質硬直

　　　名称から，広範な皮質病変をイメージするが，間脳レベルの障害と書かれた本が多い．しかし実際は，皮質病変でも生じ（コラコラ），現に失外套症候群はこの形をとる（上記 iii）．脳幹は保たれるので，脳死とは異なる．

●脳 死

定義：脳幹を含む脳全体の機能が，不可逆的に失われた状態．
深昏睡に加え，自発呼吸が絶たれ，脳幹反射（7種）はすべて消失．

脳死判定の脳幹反射（7種：分けると覚えやすいかも）
目（3種）：対光反射，角膜反射，眼球頭反射
耳（1種）：前庭反射
口（2種）：咽頭反射，咳反射
他（1種）：毛様脊髄反射

＊補助的診断法：聴性脳幹反応（ABR）

それでも覚えられない場合（不謹慎ながら）
対，毛，角，頭，前，咽，咳 ⇒ 「体毛，格闘，全員害」
（剛毛の格闘家，皆が迷惑）

＊植物状態：脳幹が維持される点で，脳死とは異なる．
植物状態，自発呼吸可 ⇔ 脳死，呼吸器を要す（心臓は可動）

＊ABRの波形：Ⅰ.蝸牛神経， Ⅲ.上オリーブ核， Ⅴ.下丘
⇒ 「蝸牛，上，下丘」（リズム重視）

	locked-in	無動無言	失外套	植物状態	脳死状態
意 識	清明	傾眠	昏睡遷延	昏睡遷延	深昏睡
眼球運動	維持	追視・注視	不可	不可	不可
嚥 下	不可	維持	維持	不可	不可
睡眠・覚醒	維持	維持	維持	なし	なし
自発呼吸	疾患による	あり	あり	あり	喪失

表1　鑑別

記　　憶

　内容と時間による分類があり，分けて考えないと混乱します．また，記憶と言えば'海馬'のイメージですが，何でも海馬というわけではありません．

● 内容による分類
　ⅰ）陳述記憶：言葉や図形で表せる記憶（意識を伴う）
　　　　エピソード記憶：個人的な体験や出来事の記憶
　　　　　　　　　　　　多くが一度で覚えられる
　　　　　意味記憶：言葉の意味や固有名詞など，一般的な知識の記憶
　　　　　　　　　　主に学んで覚えた知識．一度では覚えにくい

　ⅱ）非陳述記憶：言葉や図形で表せない記憶（意識は伴わない）
　　　　手続き記憶：スポーツや楽器の演奏など，身体で覚えた記憶
　　　　　　　　意識を伴わない ≒ 大脳は関与しない

　　　＊体験学習：意味記憶をエピソード記憶に変換するため，覚えやすい (p.35, p.77)

● 時間による分類（用語の混乱あり）
　ⅰ）即時記憶：30秒以内…………数字の復唱など
　ⅱ）近時記憶：分単位〜数日……前夜の食事など
　ⅲ）遠隔記憶：数日〜数十年……個人の生活史など　　　以上，臨床神経学の分類
　　　↓↑
　　　似て非なるもの：短期記憶，長期記憶（認知心理学の用語，成書参照）

● ワーキングメモリー（作業記憶，作動記憶）
　ヒトは作業をする際，情報を脳に留めながら処理を進めますが，その過程や構造のことを'ワーキングメモリー'と呼ぶらしいです（前頭前野の働きとされる）……何やらわかりにくいですが．
　たとえば，ヒトが会話をする際，まずは相手の言葉を受け取り，次いで過去の情報をもとに頭の中で整理，その上で相手に言葉を返すとなりますが，そこでは，相手の言葉を記憶する必要はなく，次に進むべくリセットされ続ける（上書きと考えてもよいかも），この記憶を処理するシステムがワーキングメモリー……かなぁ．
　注目すべきは，これまで記憶のみの内容だったのが，思考や判断が関与してくる，すなわち海馬だけではなく，'前頭葉'も関係してくるという……（当たり前のことのように思えますが）．

●パペッツの回路

　1940年代，解剖学者パペッツは，大脳辺縁系（p.34）を中心とする経路が，情動（喜怒哀楽）に関与することを提唱したが，後にこれがエピソード記憶にも関係することが判明．その後も，多くの議論がなされている……（国試向きではない）．

　エピソード記憶には感情や時間が関与し，その形成には海馬の働きが重要とされる（同部が障害されると，新しいエピソード記憶ができなくなる）．

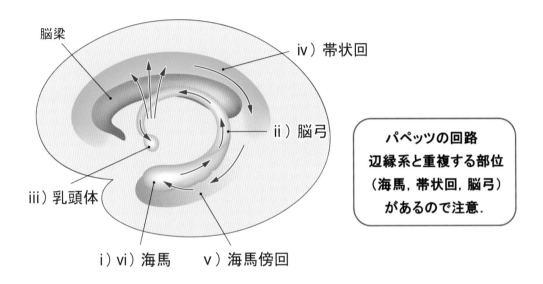

図1　パペッツの回路

パペッツの回路（図1の番号順）

海馬	→	脳弓	→	乳頭体	→	帯状回	→	海馬傍回	→	海馬
海		弓		乳		帯		傍		海
かい		きゅう		にゅう		たい		ぼう		かい

　　⇒　「階級，　入隊，　防海」……（何となく海上自衛隊のイメージ）

＊語呂合わせ

円周率：	3.14	159265	358979	323846	……
	産医師	異国に向こう	産後厄なく	産児みやしろ	

　　　　　　　　　　　　　　　　　　　　　　　……古来の覚え方

　デキはともかく，本書にも多くの語呂合わせが出てきますが，あながちバカにしたものでもありません．無理な場合はリズムに頼りますが，これもまた記憶にとっては重要で，ですからここは恥ずかしがらず，なるべく音読して下さい．

高次脳機能

　認知症も高次脳機能障害には違いありませんが，国試レベルでは，分けて考えて下さい．すなわち，高次脳機能障害 ＝ 脳の局所の病変による部分的な症状，と捉えて下さい．

　たとえば，失語症の患者さんで言葉が出にくくても，記憶や理解が保たれていれば，それは認知症とは言いません．ところが，実際の現場では，その違いを理解せぬまま，患者さんに接するスタッフが大勢いるのです（特に専門外の科）．

● 解剖上の注意（図1）……(p.34)

　　Broca 領域（前頭葉），Wernicke 領域（側頭葉）に対し，'角回' は Wernicke に隣接するので，同じ側頭葉と思われがちですが，主に '頭頂葉' です．

　　画像：Broca，Wernicke より，角回は一段上のスライス．

● 優位・劣位半球

　ⅰ）優位半球（言語関連の障害が多い）

　　　失語，失読，失書，失算，左右失認，手指失認，観念運動失行，観念失行 etc.

　　　　優位半球とともに，'頭頂葉' の症状であることにも注目

　　　観念運動失行：指示された簡単な動作ができない（歯を磨くマネ）→ 縁上回

　　　　　　　　　　（ジェスチャー）

　　　観念失行：道具の使い方や手順がわからない（歯ブラシで歯を磨く）→ 角回

　　　Gerstmann 症候群：優位半球の角回（頭頂葉）の障害による

　　　　　　　　　　　左右失認，手指失認，失算，失書

　ⅱ）劣位半球（非言語性の障害が多い）

　　　相 貌 失 認：人の顔が認知できない（劣位 ＞ 優位，後頭側頭葉の障害）

　　　半側空間無視：空間の半側を無視する病態．線分二等分試験が有名．

　　　　　　　　　　（どういう感覚か難しいが，注意障害と考えられている）

　　　着 衣 失 行：衣類と体の関係がわからず，着衣が困難になる．

　ⅲ）左右いずれの頭頂葉でも起こりうる

　　　構成失行：まとまりのある形態を形成する機能が障害された状態

　　　　　　　　立方体の模写ができないなど（アルツハイマー病でもみられる）

Broca 領域	Wernicke 領域	角 回
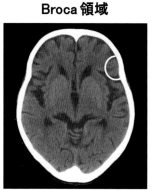	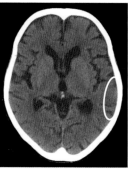	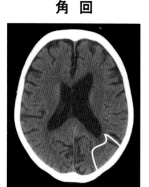
前頭葉　⟺	側頭葉　⟺	頭頂葉

ほぼ同じスライス　　　　　　　　　　スライスが 少し上
　　　　　　　　　　　　　　　　　　この高さでも頭頂葉

98歳，親戚女性，局所所見なし

図1　Broca, Wernicke, 角回

- 一つ上の失語
　　超皮質運動・感覚失語　vs　伝導失語
　　　　⇒　「超超 復唱可，　伝導 復唱不可」（リズム重視）

- 優位半球'頭頂葉'の症状
　　左右失認，　手指失認，　失読，　失書，　失計算，　観念運動失行，　観念失行
　　　左右　　　　手指　　　読み　　書き　そろばん　　　観念　　　　　　観念

　　　　⇒　「左右の手指で，読み，書き，そろばん，堪忍，堪忍」（上出来）

- 問題：Gerstmann 症候群を述べなさい　⇒　「左右の手指ざんしょ」（失算，失書）

- 角回：優位半球で Gerstmann 症候群　　⇒　「角界ゲルマン優位」（ドイツ人力士）

- 観念運動失行：ジェスチャー（縁上回）
　　観念失行：慣れた道具（角回）　　　⇒　「ジェスチャー炎上，道具で書くかい？」

- 主に劣位半球の症状（頭頂葉，後頭葉）
　　相貌失認，　半側空間無視
　　　顔　　　　　反則　　　　　　⇒　「顔が反則の列」（イケメンばかりの列）

小　脳

　非常にまとめにくい分野ですが，入力・出力系，虫部～半球，さらにミクロの解剖を，関連づけて見ていくことにします．
　＊以下，成書によっても記載に差があり，国試には不向きと思われます．

● 入力・出力系
　　ポイント：入力系は経路に，出力系は核と経路に注目
　　　　　　　入力系は Purkinje 細胞（P 細胞）に至り，P 細胞から出力系が出る

　　　　入力系（○○小脳路）：小脳が終点ゆえ，小脳が後ろに付く名称　　┐
　　　　　　　　　　　　　　　　　　　　　　　　　　　　　　　　　　　　├ 当たり前
　　　　出力系（○○脊髄路）：小脳から脊髄へ，脊髄が後ろに付く名称　　┘

● 虫部（脊髄小脳），片葉小節葉（前庭小脳），半球（大脳小脳）
　　ⅰ）虫部：体幹の運動を調節
　　　　　　　入力　前脊髄小脳路：脊　　髄　　┐
　　　　　　　　　　　　　　　　　　　　　　　├ 虫部……意識されない深部覚
　　　　　　　　　　後脊髄小脳路：脊　　髄　　┘
　　　　　　　出力　赤核脊髄路：P 細胞　→　中位核　→　赤核　→　脊髄

　　ⅱ）片葉小節葉：平衡，眼球運動を調節
　　　　　　　入力　前庭小脳路：前　庭　→　片葉小節葉……バランスを認識
　　　　　　　出力　前庭脊髄路：P 細胞　→　室頂核　→　前庭核　→　脊髄

　　ⅲ）半球：四肢の運動を調節
　　　　　　　入力　橋　小　脳　路：大　脳　→　橋核　→　対側小脳皮質
　　　　　　　　　　オリーブ小脳路：大　脳　→　下オリーブ核　→　対側小脳皮質
　　　　　　　出力　　　　　　　　：P 細胞　→　歯状核　→　大脳

● ミクロ解剖（図 1，図 2）
　　　　　　　　　┌　状線維：脊髄小脳路，前庭小脳路，橋小脳路
　　　ⅰ）入力系 ┤　　　　　各経路とも，苔状線維　→　顆粒細胞　→　P 細胞
　　　　　　　　　└　登上線維：オリーブ小脳路　→　下オリーブ核　→　登上　→　P 細胞

　　　ⅱ）出力系：P 細胞　→　室頂核　→　前庭神経核　→　前庭脊髄路
　　　　　　　　　　　　　　　中位核　→　赤核　→　赤核脊髄路
　　　　　　　　　　　　　　　歯状核　→　大脳運動野

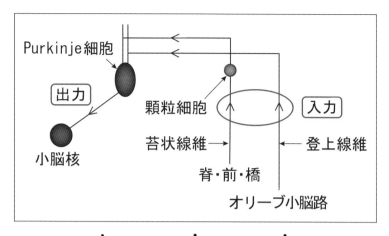

入力系

脊 前 橋
（せきぜんばし）

という名の
橋を想定し

苔状線維 （**脊髄小脳路**， **前庭小脳路**， **橋小脳路**）

　　　脊 前 橋 → 苔状線維 → 顆粒細胞 → P細胞

　　　　　⇒ 脊前橋，苔の下流（顆粒）に，P細胞

登上線維 （**オリーブ小脳路**）

　　　オリーブ小脳路 → 登上線維 → P細胞

　　　　　⇒ 檻（オリ）を登って，P細胞

図1　小脳の入力系

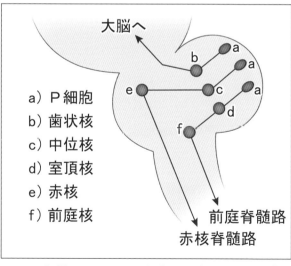

出力系

a）Purkinje細胞から

b）歯状核 → 大脳

　　　市場は，上へ

c）中位核 → 赤核 → 脊髄

　　　注意は，赤，下へ

d）室頂核 → 前庭核 → 脊髄

　　　室長は，前，下へ

a）P細胞
b）歯状核
c）中位核
d）室頂核
e）赤核
f）前庭核

⇒ **市場は，上へ，　注意は，赤，下へ，　室長は，前，下へ　＊下は脊髄**

図2　小脳の出力系

（図1，図2参考）小林士郎，上坂義和監修『Simple Step　脳・神経』第1版，海馬書房，2015

脊椎，皮膚分節

頸髄と腰髄の違いを明らかにするため，胸髄を省きました（図１）．
胸髄には腱反射がなく，国試向けの筋肉も少ないので，問題ないと思います．

● 頸髄，腰髄，神経の本数（図１．ここを見落すと最悪）

頸髄は，７つの頸椎の上と下から神経が出るため，椎体は７つ，神経は８本

頸髄：第一の上から C1 が，第七の下から C8 が出るので（第一胸椎の上）
胸髄：第一の下から T1 が，第十二の下から T12 が出て（第一腰椎の上）
腰髄：第一の下から L1 が出る……椎体５つ，神経５本

頸髄と腰髄では，出る神経の番号が違う
例）頸椎 4-5 からは C5 が，腰椎 4-5 からは L4 が出る（図１）
頸・腰椎 4-5 から，C5，L4
⇒「ヨコから，5 4」とでも覚える？（意味はないが時短）

● 皮膚分節（デルマトーム）

図２で，乳頭が T4，臍が T10 なのは有名ですが……．
戸惑うのは，C4 の下が T2 なのと，第五趾（S1）の次が会陰（S2, 3）であること
そこでオススメなのが図３で，

C4 の次が上腕の C5，前腕～母指までが C6，中～小指の C7，C8 ときて，
やおら反転，前腕が T1，上腕～胸部が T2 となり，故に C4 の下が T2 なんだと
つまり初めから図３で覚えた方が，速いでしょうと（下肢～会陰も同様）
＊母指 C6，小指 C8 → 母6，小8 ⇒「ボロ小屋」

さらに腱反射には，古典的な覚え方があり（1, 2……8），
アキレス腱反射　S1, 2　　　膝蓋腱反射　L3, 4
上腕二頭筋反射　C5, 6　　　上腕三頭筋反射　C7, 8
これにて一件落着かと思いきや，世の中そうは甘くなく……．

というのも，先ほど「腰椎 4-5 からは L4 が」と言ったばかりなのに，ところ
が，そこでの病変，特に椎間板ヘルニアで障害されるのは，下の L5 の方なのです．
で，これがまた混乱のもとというか，学生時代私は，'出る神経 ＝ 障害され
る神経' と，勝手に思い込んでしまったんですね（誰もそんなこと，言ってない
のに）．これについては，後で述べますが（p.47，表２），とりあえず頭に入れ
ておいて下さい．

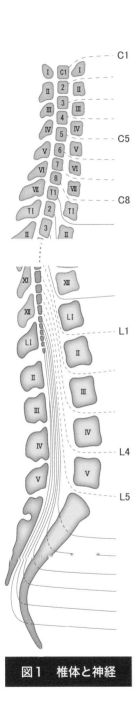

図1　椎体と神経

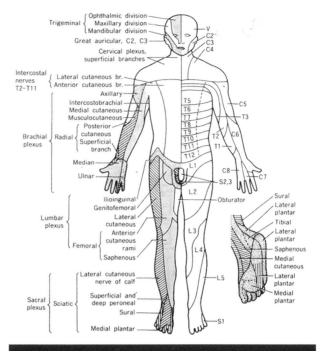

図2　皮膚分節（1）

（左側は末梢性分布，右側は脊髄分節性および根性分布）
皮膚の神経分布（前面）

Brain, *Clinical Neurology* 1964

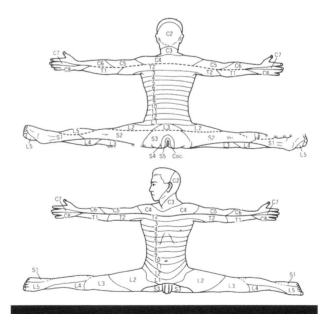

図3　皮膚分節（2）

髄節性皮膚知覚神経支配（Haymaker W, Woodhall B: *Peripheral Nerve injuries* W. B Saunders Co. Philadelphia 1956）

脊椎，神経根（その1）

　ここも厄介な項目です．一つは覚えるのが大変なのと，もう一つは椎間板ヘルニアとの関係です（次章）．表1，表2は重要で，本や講義により，中味は多少違うかもしれませんが，そこはうまく調整して下さい．

● 頸椎レベル（表1）

　　頸椎5-6間（C5-6）：出る神経はC6で，障害されるのもC6.

　　　すなわち'出る神経'と'障害される神経'は同じです．

　　　腱反射低下は'腕橈骨筋反射（上腕二頭筋反射）'，筋力低下は'手関節背屈'，

　　　感覚障害は'前腕外側からI指，II指'とされる場合が多く……．

　　で，強引に（ラジオ体操ふう？）

　　　i）頸椎5-6間

　　　　　　C5-6　　神経6　　腕橈　　手背屈　　指İ II

　　　　「ゴーロク　　ロク　　ワン　　ハイ　　ワントゥー」

　　　ii）頸椎6-7間

　　　　　　C6-7　　神経7　　三頭　　手底屈　　指İİ İİİ

　　　　「ロクナナ　　ナナ　　サン　　テイ　　ニーサン」

● 腰椎レベル（表2）

　　腰椎3-4間（L3-4）：出る神経はL3ですが……．

　　　ところが表を見ると，障害されるのはL4となっています．

　　　つまり'出る神経'と'障害される神経'は違うということで，

　　　皆が混乱するのがここなのですが……（詳しくは次章で）．

　　その前に，以下はヤケクソです．

　　　i）腰椎3-4間

　　　　　　L3-4　　分枝3　　障害4　　膝蓋腱　　前脛骨　　足趾I

　　　　　　⇒「ミシミシと　　膝は　　前傾　　ユビはイチ」

　　　ii）腰椎5-仙椎1間

　　　　　　L5-S1　　分枝5　　障害1　　アキレス　　腓・底　　足趾V

　　　　　　⇒「コイコイと　　アキレス　　否定し　　ユビはゴー」

　　　　　　　　　　　　　　　　（腓・底：長腓骨筋，足趾底屈）

　　　＊上記i）ii）の，反射，運動，感覚は，障害された神経の症候を指す

46

表1	頸椎における神経根症		
椎体レベル 分枝する神経 障害される根	頸椎 4-5 C5 C5	頸椎 5-6 C6 C6	頸椎 6-7 C7 C7
腱反射低下	（上腕二頭筋反射）	腕橈骨筋反射 （上腕二頭筋反射）	上腕三頭筋反射
筋力低下	三角筋 （上腕二頭筋）	手関節背屈 （上腕二頭筋）	手関節底屈
感覚障害			

表2	腰椎における神経根症		
椎体レベル 分枝する神経 障害される根	腰椎 3-4 L3 L4	腰椎 4-5 L4 L5	腰椎5-仙椎1 L5 S1
腱反射低下	膝蓋腱反射		アキレス腱反射
筋力低下	前脛骨筋	長趾伸筋 足趾背屈	長腓骨筋 足趾底屈
感覚障害			

脊椎，神経根（その2）

脊髄から末梢神経が出るのはいいとして，問題はその出方と障害のされ方です．
  盲点1：頸髄と腰髄では，神経の出方が違う
        ここは精緻な図で学ぶのが，理解の鍵です．
  盲点2：これは説明してきた通り，椎体間から出る神経 ＝ 障害される神経
        という，私の勝手な思い込みです．誰もそんなことは言っていません．
        特に腰髄の場合，出る神経が，障害されるとは限らないのです．

▪ 図1，図2の注意点
  頸髄の神経：下の椎間板の高さから出る（図1-a, ⅰ）のに対し，
  腰髄の神経：椎間板まで下がらず，椎体の中央付近から出る（図2-a, ⅰ）．

  図1-b，図2-b（有名な図だが，見落とされがち）
  頸椎と腰椎で，ヘルニアの部位が異なる
  すなわち，頸椎ヘルニア：椎間板の外寄り（図1-b, ⅱ） ⎫
          腰椎ヘルニア：椎間板の中央　（図2-b, ⅲ） ⎬ 整形 Dr. に確認
                                              ⎭

「L4-5からは L4が出て，ヘルニアでは L4が圧迫される」と思いがちですが……．
  違うんだなぁ～，これが．ここを指摘してくれる先生が少ないのです．
      頸椎：C5-6からは C6が出て，　ヘルニアは C6を圧迫（図1）
      腰椎：L4-5からは L4が出るが，ヘルニアは L5を圧迫（図2）
                                  （ヘルニアの突出部位にもよるが）

国試の問題：

30歳の男性．腰痛と右下肢痛を主訴に来院した．右下肢伸展挙上テスト陽性
で，足背の感覚が軽度低下，母趾・足趾の背屈が低下している．膝蓋腱反
射・アキレス腱反射は正常．原因と考えられる椎間の高さはどれか．
  a L1～L2   b L2～L3   c L3～L4   d L4～L5   e L5～S1

  解説：ヘルニアによる神経根の圧迫を疑う．L4～L5では L5が障害され，
      足背の感覚障害と，短母趾，短趾伸筋の筋力低下を来す．正解は d.

＊繰り返しになりますが，腰髄では，出る神経が障害される神経とは限りません．

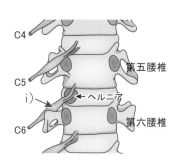

C4
C5
i) ←ヘルニア
C6

第五腰椎
第六腰椎

<u>C5－ C6</u>

ⅰ) C6は，C5-6の椎間板
　　 の高さから外へ出る

ⅱ) C5-6のヘルニアで
　　 障害されるのは C6

図1-a

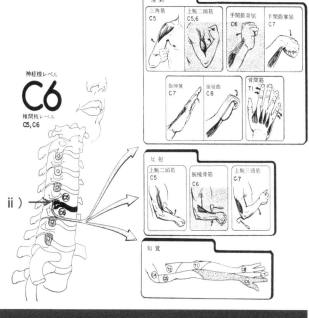

ii)

図1-b

Hoppenfeld S: *Orthopaedic neurology*. J. B. Lippincott Company 1977

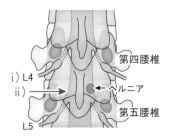

i) L4
ii)　　←ヘルニア
L5

第四腰椎
第五腰椎

<u>L4－ L5</u>

ⅰ) L4は，第四腰椎の
　　 椎体の横から外に出る

ⅱ) 腰髄の神経<u>根</u>は
　　 椎間板の高さから出る
　　 たとえば，L5の根は
　　 L4-5の椎間板の高さ
　　 から出る

ⅲ) L4-5のヘルニアで
　　 障害されるのは L5

図2-a

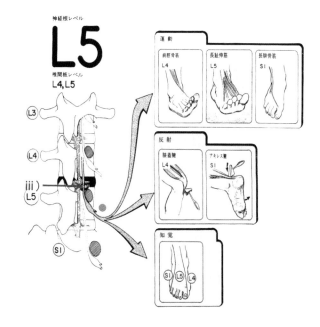

iii)

図2-b

Hoppenfeld S: *Orthopaedic neurology*. J. B. Lippincott Company 1977

脊　髄

　図1は，よくあるシェーマですが，私にはもはや，モスラの顔にしか見えません．たとえば，目玉は錐体路で，おでこが後索（深部覚），頬のあたりは温痛覚（外側脊髄視床路）など……詳細となると到底足りませんが（図2），後の'解離性感覚障害'については，話がこれで済んでしまうのです．

　で，ご唱和いただくのが，「同側，錐体，深部覚，反対側は，温痛覚！」（図3）とか，あるいは陰陽師のように，「同，錐，深，対，温！」とか（特に意味はありませんが），いずれにしても，まずはこの三つを覚えてしまいましょう．
　ちなみに，触覚（前脊髄視床路）はどこかというと，むろん触角ではなく，顎のあたりですが（図2），国試で触覚が問題になることは，ほとんどありません（たぶん）．

　温痛覚：後根から脊髄を斜めに横切り，対側の外側脊髄視床路を上行，視床に至る
　深部覚：同側の後索を上行，下部脳幹で交叉した後，内側毛帯を通り，視床に至る

　＊と，ここで私の疑問を一つ．
　　それは，温痛覚には'外側脊髄視床路'なる名称があるのに，深部覚では，その種の名（○○△△路）を見たことがない，ということです．そもそも名前がないのか，私が無知なだけなのか，ご存知でしたら教えて下さい．

　さて，白質の前索，側索，後索については，ある程度知っているものとして，対する灰白質の前，側，後角ですが，ここにはそれぞれ細胞体が集まっています．
　　前角：二次運動ニューロンの細胞体
　　側角：交感神経の細胞体
　　後角：温痛覚の二次ニューロンの細胞体

　で，この中でわかりにくいのは，側角でしょう．前角と後角の間の突出部ですが（図1），解剖学上，ある意味これは特異で，胸・腰髄に見られる一方，頸髄には存在しません．
　　理由は，自律神経の分布にあり（p.60），頸髄には交感神経の細胞体がない，頸髄からは交感神経は分枝していないのです（ゆえに側角がない）．ここも混乱しがちなので，十分注意して下さい．

　＊脊髄断面図：実はこれも画像とは逆ですが，これは反転しなくていいでしょう．

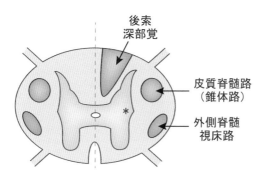

* 側角
  胸・腰髄にはあるが
  頸髄にはない

図1 ほぼモスラ（胸髄モデル）

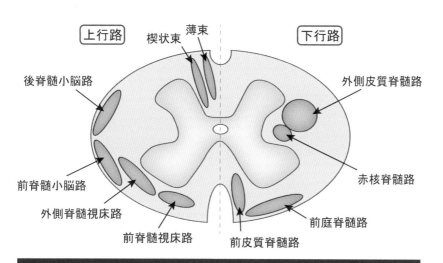

図2 脊髄断面（頸髄モデル）

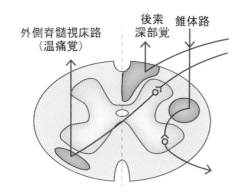

「同側，錐体，深部覚，反対側は，温痛覚！」

解離性感覚障害
ポイント3つ
温痛覚，深部覚，錐体路

温痛覚：
　外側脊髄視床路
深部覚：
　同様の名称はない？

図3 三種の経路

解離性感覚障害（その１）

　表在覚，深部覚のどちらか一方が障害される場合を，解離性感覚障害と呼ぶ……．
成書にはそう記（しる）されています．その疑義については後で述べるとして（p.56），
まずは左右対称という点で，理解しやすいのは以下の二つです．

1）前脊髄動脈症候群

　前脊髄動脈の閉塞により，脊髄腹側の約2/3が障害されます．急速に進行する対
麻痺もしくは四肢麻痺や，解離性感覚障害，膀胱直腸障害などを呈します．

　感覚は，前方の外側脊髄視床路（温痛覚）が障害されるのに対し，後索（深部
覚）は保たれるという病型で，これは理解しやすいです．

　　で，「同側，錐体，深部覚，反対側は，温痛覚」（その１）
　　（本症は左右対称で，同側・対側はないが，キーワードは温痛覚と深部覚）

　＊逆に後索が障害される疾患
　　後脊髄動脈症候群，　Friedreich 病，　脊髄癆，　亜急性連合性脊髄変性症 etc.

2）脊髄空洞症

　20〜40代，下部頸髄に好発．空洞により灰白質を交叉する外側脊髄視床路が障害
される一方，後索は保たれるという病型です．感覚障害は，上半身と両上肢の，い
わゆる宙吊り型（ハンガー型，ジャケット型）となり……．

　なぜ，宙吊り型になるか戸惑うかもしれませんが，間違えるとすれば，「空洞が
脊髄の下端にまで及んでいる」と思い込むか，そうは思わずとも，「脊髄は，空洞
以下，すべて障害されている」と誤解してしまうことです．

　空洞は限局性で，それより下は正常です．空洞以下の外側脊髄視床路は，通常通
り交叉した後，空洞のわきを上行，かつ空洞の上も正常であるため，結果，障害さ
れるのは，空洞の範囲に限られるというわけです．

　空洞が前角まで達すると，上肢遠位の筋力低下や下肢の痙性麻痺を，交感神経を
巻き込むと，Horner 症候群を呈します（その他，Chiari 奇形を合併）．

　　で，「同側，錐体，深部覚，反対側は，温痛覚」（その２）
　　（これも左右対称で，同側・対側はないが，キーワードは温痛覚と深部覚）

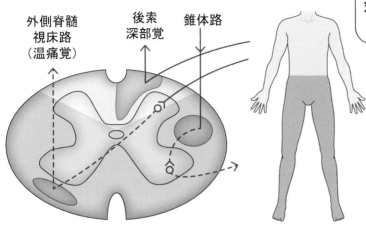

外側脊髄
視床路
（温痛覚）　　後索　　錐体路
　　　　　深部覚

温痛覚は障害され
深部覚は保たれる
対麻痺 or 四肢麻痺
膀胱直腸障害

「同側，錐体，深部覚，反対側は，温痛覚！」

図1　前脊髄動脈症候群

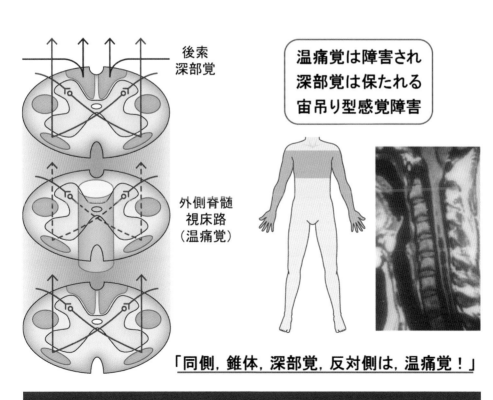

後索
深部覚

温痛覚は障害され
深部覚は保たれる
宙吊り型感覚障害

外側脊髄
視床路
（温痛覚）

「同側，錐体，深部覚，反対側は，温痛覚！」

図2　脊髄空洞症

解離性感覚障害（その２）

3）Brown-Sequard症候群

　　脊髄半側の病変（脊髄腫瘍，多発性硬化症など）により，

　一側では錐体路と深部覚が，対側では温痛覚が障害される病像（図１.b）.

　　　病変側：上行する深部覚と対側からの温痛覚の経路が障害される
　　　正常側：深部覚，温痛覚とも，経路は障害されない　　　　　　　 ｝＊

　　　　　　＊は，脊髄（図１.a）の話で，身体図（図１.b）のことではない

　　間違えるとすれば，空洞症の時と同様，病変以下の脊髄が，すべて障害されると勘違いしてしまうことです（図１.c）.

　　病変は限られた厚さで，それより下は正常です．すなわち，正常な外側脊髄視床路は，病変より下で交叉し上行するので，病変側の温痛覚は障害されない一方，深部覚，錐体路も病変の下までは正常ですが，病変でブロックされ，障害されるというわけです．

　　　　＊錐体路：延髄で錐体交叉

　　病変以下，すべてが障害されるとなると，深部覚と錐体路については同じですが，温痛覚で矛盾が生じます．つまり，交叉する前の外側脊髄視床路も障害され，結果，温痛覚は両側とも障害されることになってしまうのです．

　　身体図の感覚障害が足先まで及んでいるので，脊髄も下端まで障害されると思ってしまう……眠い頭でやっているとそうなります．

　　　　で，「同側，錐体，深部覚，反対側は，温痛覚」（その３）
　　　　　（本症は左右非対称なので，このフレーズが有効）

＊ sacral sparing

　　少し異なる内容ですが，脊髄の'髄内腫瘍'は，病変が内から外に進行するため，外側脊髄視床路の支配分布により，仙髄の温痛覚（肛門周囲）は，最後まで保たれるという話です（円錐病変の'サドル型感覚障害'と混同せぬよう）.中心部の病変という意味では空洞症に似ていますが，深部覚の話はあまり出てきません．

　　　　で，「同側，錐体，深部覚，反対側は，温痛覚」（その４）
　　　　　（これもキーワードは温痛覚）

以上，脊髄病変による解離性感覚障害ですが，私の主張（錐体路，深部覚，温痛覚の三つ）でカバーできることが，ご理解いただけましたでしょうか．

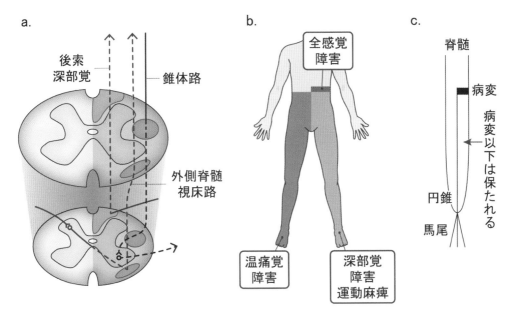

「同側，錐体，深部覚，反対側は，温痛覚！」

図1　Brown-Sequard 症候群

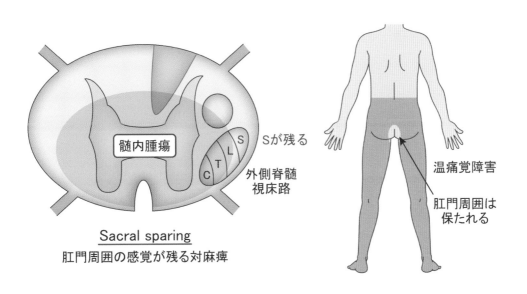

図2　Sacral sparing

解離性感覚障害（その３）

　さて，以前成書を読んでいて，愕然としたことがありました．「あ〜ぁ，またやっちゃったか」（思い込み）と．それは，解離性感覚障害の‘定義’についての話です．

　その時，読んだ二冊には，解離性感覚障害とは，「表在覚，深部覚のどちらか一方が障害される場合」(p.52) とのみ書かれていました（言うなれば‘質的解離’）．

　ところが，私は学生時代，Wallenberg の身体図を見て，顔と体で感覚障害の分布が解離することも，定義の一つと思ってしまったのです（講義でもそう習ったと記憶しますが，言うなれば‘空間的解離’）．しかし，あらためて読み返すと，先の通り書いてある，かの Wallenberg にしても，質的解離のみで説明されているのです．

　すなわち Wallenberg，延髄外側症候群ですが，その名の通り，「外側の外側脊髄視床路だけが障害され，内側の内側毛帯（深部覚）は保たれる」，それのみをもって，解離性感覚障害と定義されているのです（「え，そうなの？」と思う人，結構いるはず）．

　これが前脊髄動脈症候群だったら，話は簡単だったのです，病変や症状に左右差はありませんから．ところが講義では，脊髄より先に脳幹を習うので，どうしても Wallenberg の身体図が頭に残ってしまう．で，その後の Brown-Sequard も質・空間の両方だから，完全にイメージが固まってしまう……．

　と，その思い違いにショックを受けていたのですが，ところがどうして，別の成書には，「二種の感覚のうち，一方のみが障害されたり，感覚異常の出現部位が異なったりすることを，解離性感覚障害と呼ぶ」と書いてあるんですね（後者など，まさに空間的解離）．

　つまり，どちらが正しいんでしょう？　質的解離のみか，空間的解離も含むのか，定義の幅が違っても，結果は同じなので，試験には影響ないのですが．

　しかし以下を考えると，やはり私の方が分が悪い．脳幹の症候群で，Wallenberg の次に有名な Weber や Millard-Gubler 症候群（図２）などは，「一側の脳神経麻痺と，対側の上下肢の麻痺が生じることを，‘交代性片麻痺’という」と書かれています．

　話の流れからすると，Millard-Gubler (p.59) などは，「よっ，解離性運動障害！」とでも叫びたくなるのですが，しかしそんな用語はどこにもない，教科書に載っていないのです．となると，「私の言う感覚障害の空間的解離も，本の定義には無かったのでは？」との思いに苛まれる今日この頃……．

　＊精神科には，‘解離性障害’というワードもあるので，合わせて注意．

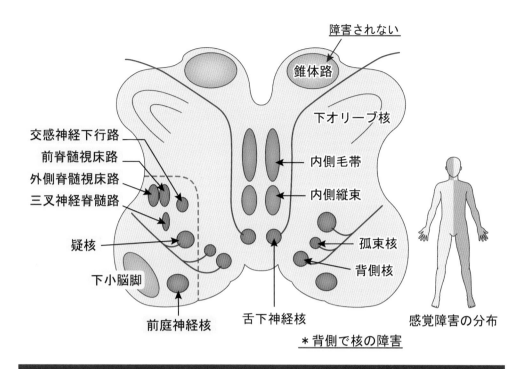

図1　Wallenberg 症候群

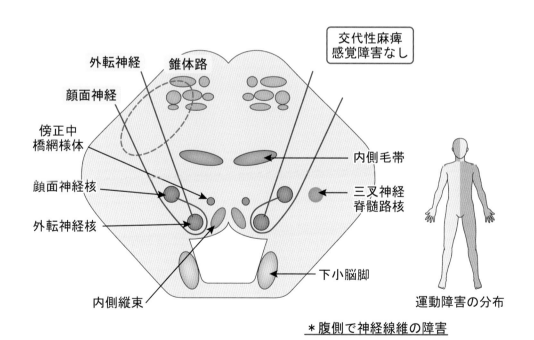

図2　Millard-Gubler 症候群，橋下部腹側症候群

歩行あれこれ

● 歩行障害

　ⅰ）ぶん回し歩行：ぶん回しとは，コンパスを意味する古い日本語．
　　　　ぶん殴るとかの‘ぶん’ではない

　ⅱ）小刻み歩行：国試ではパーキンソン症状と考えてよい（他，すくみ足，突進現象）
　　　　（正常圧水頭症でも，小刻みになることはあるが）

　ⅲ）酩酊様歩行（開脚歩行，wide based gait）：小脳性運動失調
　　　　逆に tandem gait（つぎ足歩行）が難しい

　ⅳ）鶏歩：Charcot-Marie-Tooth 病，遠位型筋ジストロフィーなど．
　　　　前脛骨筋の筋力低下により，足関節背屈が困難になる（垂れ足）．
　　　　　　→ つま先が地面にかからぬよう，大腿を高く上げ歩行

　ⅴ）はさみ脚歩行：痙性対麻痺（HTLV-1関連脊髄症，家族性痙性対麻痺など）
　　　　階段は上るより下る方が難しい（膝が突っ張り，曲がりにくいため）

　ⅵ）脊髄後索性歩行：深部覚の低下により，下肢の状態がわからず，加減が利かない．
　　　　　→ 踵(かかと)を地面に叩きつけるような歩行（主に脊髄癆）

　ⅶ）Duchenne de Boulogne の跛行（仏）
　　　　Trendelenburg の跛行（独）　｝＊
　　　　一側の足で立った際（a），
　　　　中殿筋の筋力低下から骨盤が対側に傾くため（b），
　　　　支持する足の側に躯幹を曲げ（c），重心を保とうとする．
　　　　＊『神経症候学』（平山惠造先生）を参考にさせていただいた．

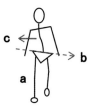

● その他

　　痙性対麻痺の女性患者さん：尖足のため，高いヒールを履く傾向．
　　paraplegia（対麻痺）：周知の通り‘Paralympic’の語源
　　kinesie paradoxale：パーキンソンの小刻み歩行は，床に等間隔の線を引き，
　　　それをまたがせると，逆にスムーズに歩ける（パラドックス）．
　　進行性核上性麻痺：教科書では後方転倒だが，頸部後屈，眼球下転障害により，
　　　足元が見えにくく，前に転ぶケースも少なくない．

＊アルツハイマー病（自験例）：散歩に出たが，約10km離れた場所で発見された
　　（およそ新宿駅から品川駅までの距離）．アルツハイマーは，進行しても運動能が
　　保たれ，歩ける場合が多い（徘徊できてしまう）．逆に，レビー小体型認知症，
　　進行性核上性麻痺，正常圧水頭症，慢性硬膜下血腫などは，長距離の徘徊はでき
　　ないと考えて良い．

●間欠性跛行（＊ワンポイント）
  ⅰ）血管性：閉塞性動脈硬化症など，下肢の虚血で発症．疼痛を伴う．
            足の狭心症（angina cruris）とも呼ばれる．
            足背動脈触知低下 → 循環器科に紹介
             ＊一側性が多く（両側同時は稀），疼痛が目立つ．

  ⅱ）脊髄性：脊髄の血流低下 → 歩行で酸素需要が増した組織が機能低下
             → 脱力を来す（痙性対麻痺が顕性化）
            安静時にはない腱反射の亢進や，Babinski 徴候が出現．
             ＊頻度が低いので，国試には出ないと思うが……

  ⅲ）馬尾性：脊柱管狭窄症による．立位で強く，自転車（前屈）では起こらない．
            加齢により椎間板が変性 → 立位や歩行の際，椎間板が突出し生ずる．
            sensory march：感覚異常が他の部位に広がっていくこと．

             ⇒ 「馬で行進（march），自転車 OK」……姿勢が影響
                馬と自転車，新旧の乗り物（こじつけ）

表1　間欠性跛行			
種　類	血管性	脊髄性	馬尾性
疾　患	下肢動脈閉鎖	動静脈奇形など	脊柱管狭窄症
誘　発	姿勢に無関係	姿勢に無関係	前屈や自転車では起こりにくい
感　覚	疼痛主体	だるさ，重苦しさ 痛みは伴わない	しびれ，冷感，灼熱 疼痛のこともある sensory march
麻　痺	なし （詰まれば別）	麻痺なし〜 痙性麻痺	麻痺なし〜 弛緩性麻痺
その他	一側性が多い 足背動脈 触知↓	下肢が突っ張り 動きにくくなる	座らないと 回復しない

自律神経（その１）

自律神経：無意識下に臓器の運動や感覚をつかさどる．ホメオスターシスの維持．

● 交感神経（図１．左）
　ⅰ）上位中枢から，脊髄側角（T1〜L3）まで下降
　ⅱ）そこでシナプスを変え，中間外側核から交感神経幹に移行
　ⅲ）再びシナプスを変え，各効果器官まで神経を伸ばす

● 副交感神経（図１．右）
　ⅰ）上位中枢から，脳幹及び S2〜4まで下降
　ⅱ）そこでシナプスを変え，神経を伸ばし，
　ⅲ）各効果器官の近くで，再びシナプスを変える

＊交 感 神 経 節：脊椎の両わきを縦走する‘交感神経幹’に存在
　副交感神経節：各器官の近くに散在
　　　　　　　⇒‘タワーマンション vs 点在する戸建て’のイメージ

	交感神経	副交感神経
細 胞 体	T1〜L3	脳幹，S2〜4
神 経 節	交感神経幹	各器官の近く
節前線維	短い	長い
節後線維	長い	短い

＊頸髄には交感神経の細胞体はないが（p.50），交感神経幹は頸部まで伸びている．
星状神経節を交感神経幹の上端とする本もあるが，同節は‘下頸神経節’とも
呼ばれ，さらにその上に‘上頸神経節’が存在し，これが上端となる．

　で，お待たせいたしました．ようやくここで出てくるのが，瞳孔の交感神経で，
p.23（図１）を見ると，神経経路は視床下部から T1レベルまで下降したのち，
交感神経幹に移行しますが，その後，上行する際通るのが，この星状神経節と
上頸神経節なのです（星状神経節ブロックで縮瞳）．

　動眼神経（副交感）から回り回って今に至るわけで，ここで初めて瞳孔の交感
の話をされても，おそらくピンと来ない，まるできつねにつままれたよう……．
そのため本書では，まず先にそれを説明しておいたわけです．

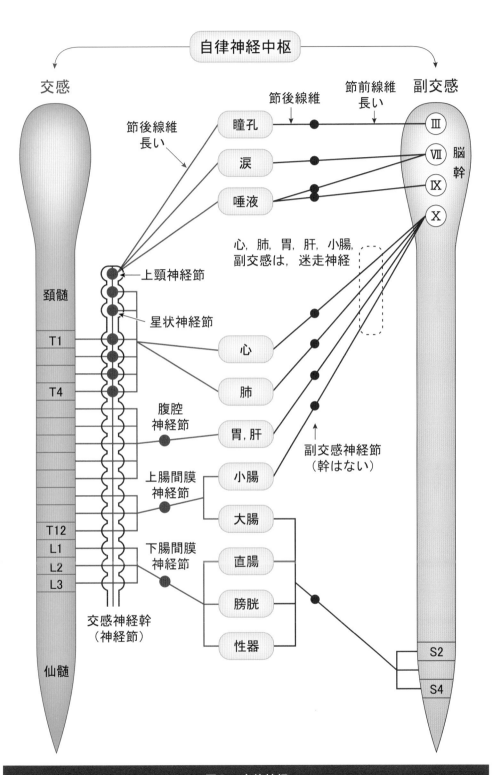

自律神経中枢

交感　　　　　　　　　　　　　　　　節後線維　　節前線維
　　　　　　　　　　　　　　　　　　　　　　　　長い　　　副交感

節後線維
長い

瞳孔

涙

唾液

心，肺，胃，肝，小腸，
副交感は，迷走神経

Ⅲ

Ⅶ　脳
　　幹
Ⅸ

Ⅹ

頚髄

上頚神経節

星状神経節

T1

T4

心

肺

腹腔
神経節

胃，肝

上腸間膜
神経節

小腸

副交感神経節
（幹はない）

大腸

T12
L1
L2
L3

下腸間膜
神経節

直腸

膀胱

性器

交感神経幹
（神経節）

仙髄

S2

S4

図1　自律神経

61

自律神経（その２）

　図１もよくあるシェーマですが，節前・節後の‘節’の意味が曖昧だと，正しく理解できません．そのため今回は，用語の定義から始めることにします（実態がつかみにくいので，交感神経は図２も併記）.
　　　ニューロン：神経細胞体と神経線維（軸索）を合わせたもの
　　　神　経　節：末梢神経で，細胞体が集合している部位（p.15）
　　　　　　　　　……シンプルな言葉ほど，あらためて問われるとわからぬもの

　そこで，図１の交感神経をニューロンの立場からみると，
　一次ニューロン：視床下部から，胸・腰髄の中間質外側核（細胞体）の手前まで
　二次ニューロン：中間外側核（細胞体）から，交感神経幹の細胞体の手前まで
　三次ニューロン：交感神経幹の細胞体から，効果器官の手前まで

　　　　　　　　　　　　　　　　　　（手前にこだわる理由は後ほど）

　一方，神経線維の立場からすると，ニューロンが細胞体と線維の両方を含むのに対し，神経線維は文字通り線維ですから……つまり節前線維とは，交感神経幹の細胞体より前の線維のみを指し，節後線維とは，細胞体から出た後の線維のみを指します.

　ところが，本によっては，節前・節後ニューロン（pre・postganglionic neuron）と書かれてあるので，困ってしまうのです．節前は細胞体より前だから，線維でもニューロンでもかまいませんが，節後ニューロンとされると，「神経節は細胞体の集まりなのに，どうしてまたその後（あと）に，細胞体を含むニューロンが来るわけ？」などと，マジメな学生はひどく混乱してしまうのです．でしょ？　やはりここは，節前・節後線維とした方がよいのではないかと…….

　以上を踏まえ，交感神経の節後線維から出る物質はノルアドレナリン（NA）で，それ以外はすべてアセチルコリン（Ach）ですが，ここはそんな文章で覚えるより，大半が図１のごとく，交感が上，副交感が下に描かれてあるので，
　　　　上から順に，Ach, NA, Ach, Ach ⇒「焦，乗る，焦，焦」と，
リズムで覚えてしまってはどうでしょう（焦って電車に乗り，焦ったままのイメージ）．その方が迷わないし，試験の際も時短になります.

　また老婆心ながら，図３を見て，節後線維と効果器の接合部を‘節’だと思い，その前の節後線維を，節前線維と間違わぬよう注意して下さい．私が混乱した箇所です.

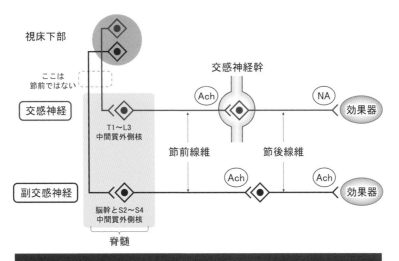

図1　交感・副交感神経

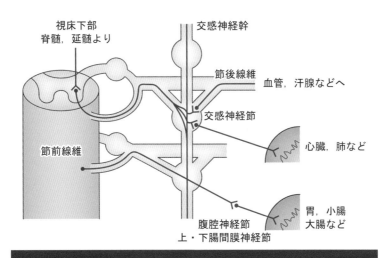

図2　交感神経

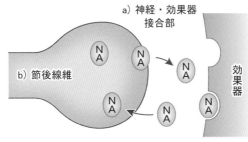

a) の接合部を神経節と誤解し
b) を節前線維と間違わぬよう！

図3　神経・効果器接合部

排尿障害（その１）

　ここもまた難しく，苦手な人も多いと思いますが，怪しい呪文を唱えつつ，何とか乗り切ってまいりましょう（私も門外漢）．

　で，まずは問題．「体を動かすのは横紋筋，心臓は心筋，では'膀胱'は？」……これは'平滑筋'なんですね（横紋筋にあらず）．

　力んで排尿した時など，自身で膀胱を収縮させたかに思うかもしれませんが，あれは腹圧をかけただけで，膀胱を縮めたわけではないのです．
　　→　排尿で随意なのは'尿道括約筋'だけ！　これがまず重要．

　たとえば，上に二本，下に一本，チューブが付いている風船を想像してみて下さい．下のチューブ（尿道）を閉じ，上のチューブ（尿管）から水（尿）を流すと，間の風船（膀胱）は徐々に膨らんでいきます．つまり膀胱は，我々の意思ではなく，'腎からの尿 ＋ 交感神経の作用'により，膨らまされているだけなのです．

　次いで，下のチューブを緩めると（尿道括約筋，随意），副交感により膀胱がしぼみ，尿が出て行く……上から風船を押せば，腹圧をかけたようになるかもしれないが，膀胱自体，随意で収縮するのではないと，これをまず認識してほしいのです．

　　交 感 神 経：膀胱の収縮を抑制し，容量を増やす（膀胱弛緩，畜尿）
　　　　　　　　他方，陰部神経（随意）が作用，尿道括約筋が収縮，排尿を止める

　　副交感神経：膀胱を収縮させ，容量を減らす（膀胱収縮，排尿）
　　　　　　　　他方，陰部神経（随意）が休止，尿道括約筋が弛緩，排尿に至る

＊もともと自律神経の場合，交感は緊張，副交感には緩和のイメージがありますが……．ところが，その緊張・緩和と，膀胱の収縮・弛緩とは，上記のごとく，似て非なるものどころか，むしろ真逆の意味であったり，しかも我々は，緊張するとトイレに行きたくなるから，余計話がわかりにくい？

　「人間，緊急時に（交感），小便してる場合じゃねぇだろう」とか言われても，
　「でも，銃を突き付けられたら（究極の緊張），失禁しちゃうだろうし」とか，
　「ところで，犬のウレションは」など，排尿に関する疑問は尽きることがない．

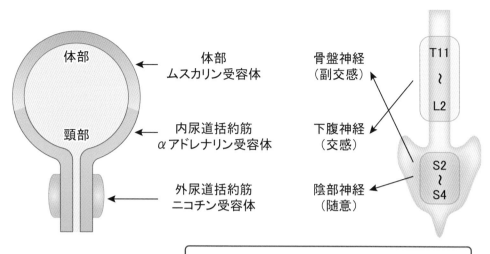

図1　膀胱・尿道受容体

* 受容体：ムスカリン, αアドレナリン, ニコチン
　上から　「ムスッと　アッと（@）　ニコッと」

と, 以上を念頭に入れ, 以下をご唱和下さい（語呂合わせムリ）.

「体部は, 骨盤, 副交感！」……（たいぶは, こつばん, ふくこうかん！）
　　　膀胱体部は平滑筋で, 骨盤神経（副交感神経）支配

「頸部は内括, 交感, 下腹！」……（けいぶは, ないかつ, こうかん, かふく！）
　　　膀胱頸部は内尿道括約筋（平滑筋）で, 下腹神経（交感神経）支配

「尿道, 外括, 髄, 陰部！」……（にょうどう, がいかつ, ずい, いんぶ！）
　　　尿道は外尿道括約筋（横紋筋）で, 陰部神経（随意神経）支配

表1　受容体と薬剤

	治療薬	作用機序
排尿困難 残　尿	α遮断薬 コリン作動薬 抗ChE薬	$α_1$受容体を遮断し, 尿道内圧を下げる 膀胱平滑筋に作用し, 排尿を促進 Achの作用を増強し, 排尿を促進
尿意切迫 頻　尿	抗コリン薬	膀胱平滑筋に作用し, 排尿を抑制

＊コリンが紛らわしいので要注意！

排尿障害（その２）

● 神経因性膀胱（これがまた扼介）

　　膀胱・尿道，両方あっての排尿ですが，語られるのは膀胱のみです（盲点）.
　　複雑な場合は原点に戻れということで，ここでは1939年に McClellan が提唱し，
　　後に Lapides により広められた 'Lapides の分類' に沿って説明します.

● イントロ

　　大脳からの指令は，脳幹（上位中枢）を経て，仙髄（下位中枢）へと伝わるが，
　　　　脳幹の中枢は，国試には出ないと思うので割愛
　　膀胱：排尿（膀胱収縮）は，骨盤神経（副交感神経）　}
　　　　　蓄尿（膀胱弛緩）は，下腹神経（交感神経）　　} 二重支配となる
　　　　＊もう一つ，尿意を感ずる感覚神経もあるが
　　障害部位が，仙髄より上位か下位か
　　　　仙髄より上なら　→　大脳か，脊髄か（脳幹は割愛）
　　　　仙髄より下なら　→　求心路か，遠心路か，それら両方か（尿意は求心路）
　　膀胱は受け身：膀胱の状態がどうあれ，たえず尿は腎臓から流れてくる
　　随意は尿道括約筋のみ：神経因性膀胱の話には出てこない

● Lapides の分類（以下の５種）

　ⅰ）蓄尿障害（上位の障害に多く，漏出タイプ）
　　▪ 無抑制性膀胱（図１）：大脳の障害により，排尿の抑制が効かない
　　　　小児（脳が未発達）の 'おもらし' を考えるとわかりやすいかも
　　▪ 反射性膀胱（図２）：仙髄より上位の脊髄の障害による（脊髄損傷など）
　　　　脳に感覚が届かず，尿意がない. 溜まらず漏出……腱反射に似ている

　ⅱ）排尿障害（下位の障害に多く，尿閉タイプ）
　　▪ 自律性膀胱（図３）：尿意がなく，膀胱も伸縮不十分. 尿が溜まり溢れ出る
　　▪ 運動麻痺性膀胱（図４）：尿意はあるが，伸縮不十分
　　▪ 感覚麻痺性膀胱（図５）：尿意がなく溜まり続け，膀胱が伸びてしまう
　　　　＊ atonic bladder：膀胱が伸びきり，縮まなくなる状態

　　　上記の分類：現在は推奨されていないが，概略を理解するには有用
　　　自律性膀胱：この名前，何が自律か，ピンと来ず（泌尿器科に確認）
　　　過活動膀胱：原疾患のない特発性と，脳内科疾患由来とがある
　　　　　　　　　　　　　　　　　　　　（パーキンソン病など）

66

上位型の神経因性膀胱 ── 主に畜尿障害（漏出タイプ）

排尿を抑制する
部位が障害

求心路は保たれ
尿意はある

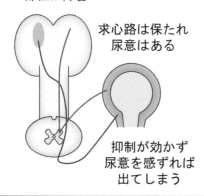

抑制が効かず
尿意を感ずれば
出てしまう

仙髄より上位

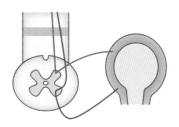

大脳からの制御なし
求心路も妨げられ
尿意なし

図1　無抑制性膀胱

図2　反射性膀胱

下位型の神経因性膀胱 ── 主に排尿障害（尿閉タイプ）

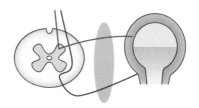

求心路，遠心路，両方の障害
たまって溢れてしまう

図3　自律性膀胱

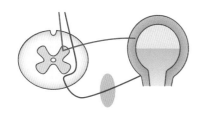

遠心路の障害
尿意はあるが，収縮しない

図4　運動麻痺性膀胱

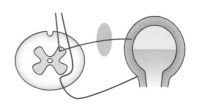

求心路の障害
尿意がない，膀胱が伸びてしまう

図5　感覚麻痺性膀胱

（参考）小林士郎，上坂義和監修『Simple Step　脳・神経』第1版，海馬書房，2015

認 知 症

　ご家族付き添いのもと，高齢患者さんが診察室にスタスタ入ってこられ，医師が「今日はどうされました？」と聞いて，ご本人が「別に……」などと言いながら，家族の方を振り向いたら，その時点で，認知症，しかもアルツハイマーを疑ってよい……（やや強引ながら）.

　　スタスタ：脳血管障害やパーキンソン症状はなさそう

　　「別に」：高齢者なら，何かしら不調はあるはず（つれて来られた感）

　　振り向く：認知症にしばしば見られる'振り向き徴候'

●認知症を来す疾患　⇒　「ABCD～H, PC」

　　A：Alzheimer disease

　　B：Binswanger's disease……脳血管性認知症も含む

　　C：Creutzfeldt-Jakob disease, chronic subdural hematoma

　　D：diffuse Lewy body disease

　　E：encephalitis

　　F：frontotepmoral dementia

　　G：general paresis（進行麻痺）

　　H：Huntington's disease, hypothyroidism, hydrocephalus（特に正常圧水頭症）

　　P：progressive supranuclear palsy（PSP）

　　C：corticobasal degeneration（CBD）　　　　　……最後に PSP と CBD を並べた

　　▪ 治療可能な認知症（treatable dementia）

　　　慢性硬膜下血腫，正常圧水頭症，甲状腺機能低下症

　　▪ 認知症：皮質性のイメージだが，皮質下性もある

　　　皮質性：Alzheimer 病 etc.

　　　皮質下：Huntington 病，進行性核上性麻痺 etc.

＊雑談（知ったかぶりの弊害）

　　子供時分，なまじ前頭葉だの認知症だの，難しい言葉を知ると，「認知症は思考が落ちるから，前頭葉が悪いんだ」などと誤った知識に占拠され，で，そういう子供が，高校で物理・化学を選択，さらに大学では講義をサボるから，'認知症は前頭葉の疾患'などと，幼少期の誤認がそのまま……（かつての私）.

　　むろん，前頭側頭型認知症はあるにしても，頻度は稀.成書でアルツハイマーを読み返してみて下さい.国試レベルでは，側頭葉や頭頂葉は出てきても，前頭葉は出てきませんから.

1）アルツハイマー病（AD）

  中核症状：はじめは‘物忘れ’が中心

  周辺症状：BPSD（Behavioral and Psychological Symptoms of Dementia）
      物忘れが進むと，たとえば財布をどこに置いたか思い出せず，
      「財布がない，盗られたに違いない」となり，物盗られ妄想に

  日常生活：同じものをいくつも買ってくる，買い物の支払いに手間取る，
      服装が不衛生になるなど，家族から話を聞き出すことも重要

  長谷川式スケール：失見当識，遅延再生の障害が，AD に特徴的

  遅延再生：一度「桜，猫，電車」を言わせ，次に計算と数字の逆唱を挟み，
     再度「桜，猫，電車」を想起させる問い

2）前頭側頭型認知症

  キーワード多数：人格変化，思考怠惰，活動性減退，ふざけ症，
       脱抑制，常同行為，滞続言語，反響言語

   ⇒ 人格変化以外を，短歌ふうに（休日の私？）
     「脱抑制，常に，ふざけて，動かない，考え怠り，滞続，反響」

3）レビー小体型認知症（DLB）

  AD は女性，DLB は男性に多い

  直径10〜20μm のレビー小体が，皮質に広範囲に出現

  注意力低下や視覚認知の障害が多く，初期には記憶障害が目立たぬことも多い

  パーキンソン症状（転倒に注意）

  錯視（見誤り）：両側後頭葉の血流低下 ｝視覚
  幻視：漠然とではなく，ありありと具体的

  自律神経症状（起立性低血圧）

  認知機能の変動：クリアとボンヤリの差が激しい

  レム睡眠行動障害：大声の寝言や行動化（語弊があるが，夢遊病的）

  向精神薬に強く反応するケースあり（急激に ADL が低下）
       ……ここにも前頭葉は出てこない

   ⇒ 「レビーという男，記憶はいいが，転びやすい
     視覚と自律が変動，夢遊と向精神薬に注意」

不随意運動

　体の一部，または複数の箇所に，自分の意思とは無関係に生ずる異常運動のことを指します．国試では，表1の「ＡＢＣＤＭＴＴ」で概ね（おおむ）カバーできますが，ここにもいくつか突っ込みどころがあります．

　学生時代，私は，'不随意運動＝基底核（皮質下）の障害'という，これまた勝手な思い込みがありました．無理もない，初心者にとって不随意運動と言えば，パーキンソンの振戦のイメージが強いですから（他，アテトーゼ，ジストニア，舞踏様運動など）．

　ところが，ここで最初の疑問．不随意運動の中には，ミオクローヌスというのがありますよね．そこでひっかかったのが，'ミオクローヌスてんかん'という言葉です．
　そう，てんかんの代表的な症状の一つに，'痙攣'（主に皮質の症状）がありますが，通常痙攣は，不随意運動には含まれません．つまりそうなると，ミオクローヌスの場合，不随意運動なのか，痙攣の仲間なのか，どっちなんです？　ということになり……．

　加えてもう一つ，これは教える側にもよるでしょうが，私が学生の頃は，「不随意運動は，関節の動きを伴う症状」と習いました．確かに，メジャーな運動（アテトーゼ，バリスム，舞踏様運動，ジストニア，振戦など）には，関節の動きを伴います．
　ゆえに，暗記法としては，ＡＢＣＤＭＴときて，最後リズムが悪いので，無理やりチック（T）を入れたという，私なりの事情があったわけですが……．

　ところが，そのチック（はじめは顔の症状）に加え，半側顔面痙攣や眼瞼痙攣（後の二つはボツリヌストキシン治療で有名）にしても，どう見たって不随意運動ですよね．ですから，「関節の動きを伴わないものもアリなのでは？」と，当初から疑問に思っていたわけです．

　さらに，次の場合はどうでしょう．筋萎縮性側索硬化症などによる筋肉のぴくつき，いわゆる fasciculation（筋線維束攣縮）ですが，これも不随意運動に分類している成書があります（偉い先生の本）．つまりこうなると，もう何でもありというか，確かに定義からすれば，随意ではないから不随意なんでしょうけれど，「では，何ゆえそこに，痙攣は含まれないのか？」と，突っ込みたくもなるわけです．

　私が学生の頃は，fasciculation は不随意運動とは習いませんでした．最近の国試でも，不随意運動として扱った設問はないと思いますが（たぶん）．

表1　不随意運動：ＡＢＣＤＭＴＴ

A : athetosis	
B : ballism	視床下核の病変
C : chorea	Huntington病
D : dystonia	
M : myoclonus	Creutzfeldt-Jakob病
T : tremor	
T : tic	Tourette症候群

> 律　動　性：振戦
> 非律動性：ミオクローヌス
> 　　　　　バリスム
>
> 筋収縮が短時間：
> 　　振戦，ミオクローヌス
> 　バリスム
> 筋収縮が持続的：
> 　アテトーゼ，ジストニア

運動パターン
　　動きが速い（筋緊張低下）：バリスム，舞踏様運動
　　動きが遅い（筋緊張亢進）：アテトーゼ，ジストニア

- 振戦：安静時 → 国試ではパーキンソン病で可
　　　　姿勢時 → 本態性振戦，甲状腺機能亢進症
　　　　動作時 → 正式な用語だが，成書に出ていないことがある

　　　　＊指鼻試験の揺れ（小脳症状）は，動作時振戦とは呼ばない（構成障害）
　　　　　企図振戦という用語は，覚えなくてよい（成書参照）

- 表面筋電図（筋肉の収縮をみる）
　　振戦：主動筋と拮抗筋が，交互に収縮
　　ミオクローヌス：主動筋と拮抗筋が，短時間，同時に収縮
　　　　　　　　　　（→ 可動域の狭い，ピクッとした動き）

- アテトーゼ，ジストニア（定義が複雑）
　　アテトーゼ：四肢末梢の不規則でゆっくりとした不随意運動．口部から下顎にか
　　　　　　　　けての独特な動きや，頸部の後屈・回旋などもみられる．
　　　　　　　　　→ 脳性麻痺，無酸素脳症 etc.
　　ジストニア：もとは，四肢や体幹の異常姿勢に用いられた用語．動作を始める
　　　　　　　　と，筋緊張亢進により，体幹や首を捻らせたり，手関節の屈曲，肘
　　　　　　　　と指の過伸展など，様々な姿勢や肢位を取るようになる．
　　　　　　　　　→ 捻転ジストニア，痙性斜頸，書痙 etc.

パーキンソン病関連

　外来で、「どこに行っても異常がないと言われる」という患者さんの話を聞く前に、その人が入ってきた瞬間、「あぁ、パーキンソン症状だな」と……（表情、姿勢、動作、歩行から）　採血、CT・MRI では異常が出ないので、長年放置されてしまう場合があります。

● 四大症状：振戦，固縮，動作緩慢，姿勢反射障害……（固縮は他覚所見）
　　安 静 時 振 戦：手足（左右差あり）や，口の近くに生ずる
　　　　　　　　　　頭部全体のふるえは，本態性振戦に多い
　　動 作 緩 慢：仮面様顔貌，声の単調さ，細かい作業がしづらい，
　　　　　　　　　　歩行時，手の振りが少ない，なども含まれる
　　姿勢反射障害：体を押されると，倒れそうになる（Yahr の分類，Ⅲのめやす）
　　　　　　　　　　すくみ足や突進現象も，ここに含まれる

　　＊初発症状：振戦，動作緩慢，歩行異常で九割（文章題でのヒントとなる）
　　　　　　　　後の二つは年齢のせいなどとせず，一度当科にご相談下さい

● あれこれ
　　ド パ ミ ン：中脳黒質で産生され，線条体で分泌（線条体を忘れがち）
　　非運動症状：便秘，排尿障害，抑うつ，睡眠障害
　　病 理 所 見：αシヌクレイン蛋白が凝集 → 中脳黒質にレビー小体

表1　パーキンソン症状を来す疾患			
大脳皮質基底核変性症	（大脳）	マンガン中毒	（万が）
進行性核上性麻痺	（進行性）	一酸化炭素中毒	（一）
脳血管性パーキンソン症候群	（欠陥）	薬剤性パーキンソン症候群	（薬）
線条体黒質変性症	（宣告）		
レビー小体型認知症	（レビー）		

　⇒「大脳の 進行性の 欠陥を 宣告された レビー，万が 一でも 薬が効けば」

● MIBG心筋シンチ（metaiodobenzylguanidine）
　　ベンゼン環の側鎖がノルアドレナリンに類似しているため，心臓交感神経の末端に取り込まれ，分泌顆粒として蓄積する．パーキンソン病では，交感神経の変性により，集積低下となる．他のパーキンソン症候群との鑑別に用いられる．

●抗パーキンソン病薬：女性誌『Can Cam』の名をお借りし

　　　　　　　⇒　「l-dopa Can Cam」（エルドパ，キャンキャン）

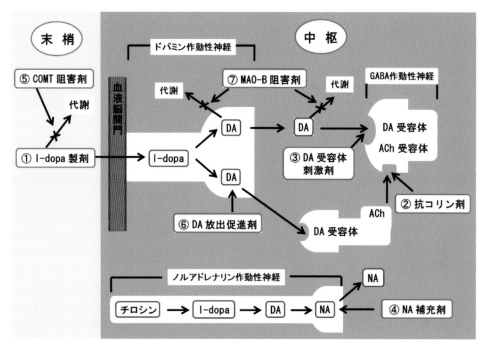

①l-dopa　②c：抗choline剤　③a：dopamine agonist　④n：noradrenaline補充剤
⑤c：COMT阻害剤　⑥a：amantadine　⑦m：MAO-B阻害剤

図1　抗パーキンソン病薬

- 末梢での代謝
　　ドーパ（l-dopa）は，メチル基転移酵素（COMT）により代謝されるが，
　　それを阻止するのがCOMT阻害剤
- 中枢での代謝（BBB通過後）
　　l-dopaは活性DAになった後，モノアミン酸化酵素B（MAO-B）により
　　代謝されるが，それを阻止するのがMAO-B阻害剤

●悪性症候群
　　向精神薬の増量時や，抗パ剤の急激な減量時に，高熱，意識障害，筋固縮，不随
意運動などを来すことがある．抗パ剤内服中は，多量のドパミンが線条体に届き，
受容体が減少しているため，そこで薬が中断されると，逆に極度の欠乏状態に陥る．
　　入院してくるパーキンソン病の患者さんには（脱水，肺炎など），嚥下障害によ
り薬が飲めない場合もありますが，抗パ剤を急に止めるのは危険です．それまでの
薬は，経鼻胃管（鼻から胃までの管）を入れてでも，必ず投与して下さい．

脊髄小脳変性症

初めに，'小脳性運動失調'とはいかなる症状か？　不謹慎とは思いつつも，酔った人を想像すると，わかりやすいかもしれません（アルコール：早い段階で小脳に回る）．

呂律が回らない（構音障害），酌をする手がおぼつかない（指鼻試験の障害），千鳥足になる（酩酊様歩行，開脚歩行），しかし，「テメェ，オモテ出ろ！」みたいなことになると，力はめっぽう強い（筋力は保たれる）．さらに他覚的な症状として，筋緊張低下もありますが，だいたいはこれで足りると思います．

脊髄小脳変性症（SCD）をおおまかに分類したのが表1で，非遺伝性の皮質性小脳萎縮症（CCA）と多系統萎縮症（MSA），遺伝性のSCA1，SCA2，SCA3（Machado-Joseph病），SCA6，DRPLAぐらいが，国試レベルと思われます（triplet repeat病に注意）．

ところで皆さん，SCDを学んでいて，疑問に思ったことはないでしょうか．ズバリそれは，疾患名についてです．特に画像では，小脳のみの萎縮か，脳幹の萎縮も伴うかが問題となりますが，では何ゆえ，脳幹小脳変性症ではなく，脊髄小脳変性症なのでしょう？　どこに脊髄が出てくるのでしょうか？　……講義では習わないかもしれませんが（私も事情通から聞いた），これには以下の歴史が関係してきます．

すなわち表2によると，Parkinson病の次に報告された有名な変性疾患は，Friedreich病です．これは，脊髄病変主体の遺伝性疾患であり……ですからそう，つまり早い段階でこの疾患が報告されたことで，後に，小脳，脳幹，脊髄の変性疾患を分類する際，脊髄小脳変性症と呼ばれるようになったらしいのです．これが歴史的背景．

加えてもう一つ，話を複雑にしているのが人種による違いで，実はこのFriedreich病，日本人には患者さんがいません．本邦には家系がないのです．「では，何ゆえ習うのか」と返したくもなるのですが，これはやむを得ません．脊髄小脳変性症なる大見出しがある以上，脊髄病変を有する同疾患を出さないわけにはいかないのです．

ところが，これを知らないから，注意深い学生は，「何で脊髄なんだ」とモヤモヤするし，不届き者は，「別にど〜でも」ということになるのです．

＊多系統萎縮症（MSA）：周知の通り，ⅰ）オリーブ橋小脳萎縮症，ⅱ）Shy-Drager症候群，ⅲ）線条体黒質変性症の総称ですが，ⅱ），ⅲ）が小脳症状主体でないため，MSAは，SCDとは分けて分類されることもあります．なお，唐突ですが，MSAのキーワードは，突然死（声帯開大不全）です．

表1　分類

障害	遺伝性	非遺伝性
小脳のみ	SCA 6	CCA
小脳＋α	＊	MSA

＊SCA 1, 2 は頻度が少なく
文章題には不向き
出題されるとすれば
Machado-Joseph病（SCA 3）

表2　変性疾患の歴史（報告年）

神経疾患	日本では
1817年　Parkinson病	1814年　南総里見八犬伝
1863年　Friedreich病	1863年　薩英戦争
1868年　Duchenne型筋ジストロフィー	1868年　明治元年
1872年　Huntington病	1872年　太陽暦採用
1891年　Menzel, 遺伝性運動失調症	1990年　第一回帝国議会
1892年　Pick病	
1893年　Marie, 遺伝性運動失調症	1894年　日清戦争
1900年　OPCA（Dejerine and Thomas）	
1906年　Alzheimer病	1906年　南満州鉄道設立
1907年　Holmes, 遺伝性運動失調症	
1920年　Creutzfeldt-Jakob病	1919年　新婦人協会発足
1960年　Shy-Drager症候群	1960年　日米新安保条約

● 脊髄小脳変性症
　1）孤発性： i）多系統萎縮症（MSA）
　　　　　　　ii）皮質性小脳萎縮症（CCA）
　2）遺伝性： i）優性遺伝型（p.95）
　　　　　　　a）脊髄小脳失調症（SCA）1, 2, 3……6……　＊3と6が多い
　　　　　　　b）歯状核赤核淡蒼球ルイ体萎縮症（DRPLA）
　　　　　　　c）遺伝性周期性失調症（EA）1-6
　　　　　　　ii）劣性遺伝型
　　　　　　　a）Friedreich病　（あと3つほどあるが，国試範囲外）

　　＊SCA1, 2, 3, 6, DRPLA　→　CAG リピート，ポリグルタミン病

脳血管関係（その1）

● 四大メジャー動脈（IC, ACA, MCA, PCA）の次に，重要な血管（図1. a〜f）

　　ICから：a）眼動脈，　b）後交通動脈，　c）前脈絡叢動脈

　　MCAから：d）レンズ核線条体動脈

　　PCAから：e）視床穿通動脈，　f）視床膝状体動脈

　　　　　　　　　↓

　　　　　上から順に　⇒　「眼で前後，レンズで視る視る」とでも覚えます？

　　　　　視床が脳の中央だからといって，MCA支配と間違わぬよう！

● Willisの動脈輪（図2. 下から見たもの）

　　平面だとわかりにくいが，ACA，MCAとPCAの高低差に注意（図1，図2＊）

　　前大脳（ACA），　前交通（Acom），　後交通（Pcom），　後大脳（PCA）

　　　　動脈輪：以上の'AAPP'に，内頸動脈（IC）を加えた'5種の血管'で構成

　　　　　　　　他方，MCAは含まないことにも注目！

　　　　Pcom：ICとPCAをつなぐ（ACA，MCAとPCAは，直接はつながっていない）

　　図2. 体を張って覚えよう（今夜はアナタも動脈輪！）

　　　　　肩〜首：前大脳動脈　　　　第七頸椎：前交通動脈

　　　　　上腕骨：中大脳動脈　　　　上腕骨頭〜肩甲骨：内頸動脈

　　　　　胸〜腹：後交通動脈　　　　腸骨上部：後大脳動脈

　　　　　臀　裂：脳底動脈　　　　＊ACA，MCAとPCAの高低差，肩甲骨で表現？

　　　　　　　　　　　　　　　　　　　　　　　　　　（不毛な図でした）

　　＊日本家屋に例えると

　　　　　玄関の両わき下がPcom，　段差のないまま外に出るのがPCA

　　　　　廊下に上がる段差（縦）がIC，　上がった縁がAcom

　　　　　そこから一階（MCA）が広がり，　二階への階段がACAと……

● あれこれ

　　ICの走行：下から，海綿静脈洞，くも膜下腔，サイフォン　⇒　「海卓」

　　ACAの梗塞：下肢に強い麻痺が多い（ホムンクルス，成書参照）

　　PCAの梗塞：心原性塞栓が多いとされる

　　脳底動脈：脳幹に還流

　　椎骨動脈：脳幹と小脳に還流　→　Wallenberg症候群

　　　　　　　　　　　　　　　（脳底動脈にあらず, p.32）

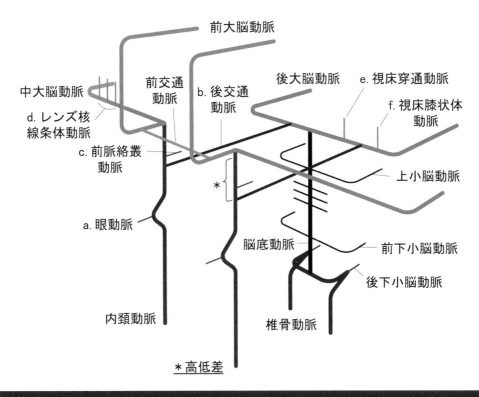

図1　脳血管模式図

（参考）医療情報科学研究所編『病気がみえる　vol.7　脳・神経』第1版, メディックメディア, 2011

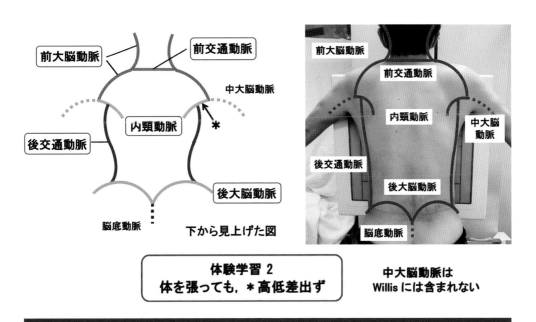

下から見上げた図

体験学習 2
体を張っても, ＊高低差出ず

中大脳動脈は
Willis には含まれない

図2　今夜はアナタも動脈輪！

脳血管関係（その2）

●脳血管障害の原因（あえて強調）

動脈硬化による脳梗塞や高血圧性脳出血など，一般的な原因はもちろん，
梗塞，出血とも，原因が'血管側'か'血液側'かの視点は重要．

	脳梗塞	脳出血
一般要因	動脈硬化 心原性脳塞栓	高血圧 外傷性
血管要因	血管炎 解離性動脈瘤	動脈瘤 動静脈奇形 もやもや病
血液要因	多血症 凝固系異常	血小板減少 凝固系異常

> 表はごく一部
> 詳細は成書参照
> 経口避妊薬にも
> 血栓のリスクあり

●白色血栓 vs 赤色血栓（治療が異なる）

白色血栓	赤色血栓
血小板凝集	赤血球，フィブリン
アテローム，ラクナ	心原性脳塞栓
抗血小板薬	抗凝固薬

> 心房細動 → 心原性脳塞栓
> CHADS2スコアが重要

●砂利とセメントの話（知人Dr.による）

血液は，血小板が凝集して固まる．たとえば，血小板なる砂利が集まり，間にセメント（フィブリノーゲンなどの凝固因子）が固まるイメージ．そこで，砂利の凝集を防ぐのに用いられたのが，1980年代の抗血小板剤'アスピリン'．

ところが2000年代，'同剤は心房細動（Af）による心原性塞栓には無効'との報告がなされた．すなわち，Afにより心房内で血液がうっ滞すると，セメント（凝固因子）のみで血液が固まることが判明．そこで，抗凝固剤の'ワーファリン'や，その後の'DOAC（直接経口抗凝固薬）'が用いられるようになった．

●何故，脳血管は出血するのか？（言われてみれば）

たとえば，四肢の動脈は，太い血管から徐々に細くなるので，末梢に負荷はかかりにくいが，脳内では，径3〜6 mmの動脈から，いきなり0.1 mm以下に分枝する箇所があり（穿通枝），太い血管からの圧を直接受けるため，出血しやすいというわけです．

●急性硬膜外血種，硬膜下血種

脳の膜は，外側（頭蓋骨の直下）が一番硬い，これは理解できる．

で，内側から，軟膜，くも膜，硬膜 ⇒ 「泣く子」

1）硬膜外血腫

頭蓋骨と硬膜の結合が強いのは，解剖実習で経験ズミ．

つまり剥がれにくいため，血種は狭い範囲に留まり，縦に増大（凸レンズ型）．

また，硬い膜に守られるので脳挫傷は生じにくく，血種の増大も緩徐なため，

受傷直後は無症状のこともある（意識清明期：lucid interval）．

2）硬膜下血腫

一方，硬膜と脳の間は剥がれやすいため，硬膜下血腫は，膜下の脳表に沿い，

横方向に広がる（三日月型）．

……以上は，丸暗記でなく，理屈でわかる話．

＊出血源の血管

急性硬膜外血種：中硬膜動脈，上矢状洞，板間静脈 → 外，中，上，板

急性硬膜下血腫：架橋静脈 → 橋，下

⇒ 「害虫は上にいた，今日は下だった」

●頭蓋内圧亢進

▪ Cushing 現象：脳圧亢進により脳の血流が減少

それを補うため，血圧が上昇し徐脈となる

（血圧上昇，徐脈，文章題でのポイント）

▪ 静脈還流障害による脳圧亢進

胸・腹腔内圧上昇（咳嗽，嘔吐など） → 静脈還流障害 → 脳圧亢進

▪ 頭部挙上 → 頸部屈曲 → 脊柱管狭小 → 髄液通過障害 → 脳圧亢進

●脳血管の拡張・収縮 （わかりにくい）

▪ 二酸化炭素は，脳血管の拡張因子（細かい記載はなく，前提とされている印象）

CO_2が脳の血管壁に浸透し，平滑筋のトーヌスを変えるらしいが……．

CO_2増加 → 脳血管拡張 → 脳血流増加

過呼吸 → CO_2低下 → 脳血管収縮 → 頭蓋内圧低下

＊CO_2増加 ≒ 相対的に O_2低下 → O_2を要するため脳血管拡張，との説明もある

運動ニューロン疾患

	上位ニューロン	下位ニューロン
経路	大脳皮質～皮質脊髄路 皮質延髄路	脊髄前角細胞以遠 脳幹の運動神経核以遠
症状	痙性麻痺，クローヌス 腱反射亢進，病的反射	筋力低下・筋萎縮 線維束攣縮

変性	疾患
上位・下位ニューロン	筋委縮性側索硬化症（ALS）
上位ニューロン	原発性側索硬化症（PLS）
下位ニューロン	進行性球麻痺（PBP）
	脊髄性筋委縮症（SMA）
	Werdnig-Hoffmann病（Ⅰ型）
	Kugelberg-Welander病（Ⅲ型）
	球脊髄性筋委縮症（SBMA）

> かつては
> bulbospinal（BSMA）で
> 球脊髄性筋萎縮症
> 　しかし最近は
> spinal and bulbar（SBMA）
> 　ところが和名は
> 脊髄球性とはならず
> 球脊髄性のまま変更なし

	球麻痺	仮性球麻痺
構音	鼻に抜ける・緩慢 高音が出にくい	鼻声ではないが 声量が小さい
嚥下	液体は可	固形物は可

> 球，花，水
> 　⇒　球根，花，水をイメージ

● 筋萎縮性側索硬化症
　　普通型：上肢筋萎縮・筋力低下，下肢痙性
　　球　型：進行性球麻痺（PBP）
　　偽多発神経炎：下肢の腱反射低下から発症

　　電気生理：針筋電図による神経原性変化（fibrillation, fasciculation）
　　陰性徴候：感覚障害，眼球運動障害，排尿障害，褥瘡
　　鑑別診断：頸髄病変，運動性ニューロパチー，傍腫瘍症候群など

　　　　　　　主訴：手先の脱力（感覚異常なし）
　　典型例　　問診：皮膚（筋肉）のぴくつき，こむら返り
　　　　　　　視診：母指球筋，第一背側骨間筋の委縮　　　→ ALS を疑いうる

多発性硬化症／視神経脊髄炎

　かつては，多発性硬化症（MS），視神経脊髄型 MS などと分類されたが，2004年に抗アクアポリン4（AQP4）抗体が同定されて以来，視神経脊髄炎（NMO）が独立した疾患概念となった．なお，NMO が抜けた後の MS については，未だ原因不明である（2022年現在）．＊AQP4：水分子のホメオスターシスに関与

1）多発性硬化症
疫学：女性に多い．若年発症（10〜30代）
原因：特異的なマーカーは存在せず，未だ原因不明
経過：多くは再発寛解型だが，約20％は進行型
髄液：オリゴクローナルバンド（OB）陽性が多い
画像：MRI-T2強調像，脳室周囲に複数の卵円形病変（ovoid lesion）
　　　矢状断：脳室から白質に，複数箇所，垂直に伸びる像
機序：活性化 T 細胞が BBB を障害 → T・B 細胞が中枢内に侵入 → 炎症性脱髄
　　　障害された髄鞘は膠細胞で修復され，病巣が硬くなる（硬化症）
治療：急性期．ステロイドパルス，血漿交換
　　　慢性期．インターフェロン β（IFN β），酢酸グラチラマー
　　　　　　　フィンゴリモド，ナタリズマブ　　……再発予防
　　　　　　　⇒「インター，フィンゴ，ナタリー，グラマー」

2）視神経脊髄炎
疫学：圧倒的に女性．若年に加え，中高年の発症も多い
原因：抗 AQP4抗体．＊AQP4：髄液腔（水の通り道）や星状膠細胞表面に多い
経過：MS とは異なり，再発なしに進行することは稀
症状：視覚障害，対麻痺 etc. 有痛性強直性痙攣
　　　高度の吃逆（最後野）や，ナルコレプシー（視床下部）の例もある
髄液：オリゴクローナルバンド陰性が多い
画像：MRI．視神経や視交叉に広範な病像，脊髄は三椎体以上の長い病像
機序：抗 AQP4抗体が星状膠細胞を障害 → 病巣は修復されず，軟化の状態
　　　髄液腔周囲に好発：視神経，脊髄，白質，視床下部，最後野
治療：急性期．ステロイドパルス，血漿交換，免疫グロブリン
　　　慢性期．ステロイド，免疫抑制剤
　　　　　　　MS 治療薬：IFN β，フィンゴリモド，ナタリズマブは無効

　＊国試：MS は脳の MRI（ovoid）vs NMO は脊髄の MRI（三椎体以上）

脳 腫 瘍

分類：1）脳実質由来，2）実質以外由来，3）胎生期の組織由来，4）転移性

1）脳実質由来

　　脳の実質には，神経細胞と神経膠細胞があるが，<u>成熟した神経細胞からは，腫瘍は発生しないとされる</u>．したがって，脳実質の腫瘍は glia 細胞由来，すなわち神経膠腫（glioma）になる．

　　神経膠細胞：神経星細胞（astroglia），乏突起膠細胞（oligodendroglia），
　　　　　　　　　脳室の表面に存在する上衣細胞（ependymal cell）などがあり，
　　神経膠腫（glioma）
　　ⅰ）星細胞腫（astrocytoma）
　　ⅱ）膠芽腫（glioblastoma）
　　ⅲ）乏突起神経膠腫（oligodendroglioma）
　　ⅳ）上衣腫（ependymoma）　　　の頭文字を取って，
　　　　　　→　a g e o　⇒　「上尾」
　　　　　　　　衣，星，膠，乏　⇒　「異性攻防」

2）実質以外の組織由来……髄膜，下垂体，血管，脳神経など
　　ⅰ）髄膜腫（meningioma）
　　ⅱ）下垂体腺腫（pituitary adenoma）
　　ⅲ）血管芽腫（hemangioblastoma）
　　ⅳ）神経鞘腫（schwannoma）
　　　　　→　膜，下，血，鞘　⇒　「幕下決勝」

3）胎生期の組織由来（脳の中央付近に多い）
　　ⅰ）生 殖 細 胞：胚細胞腫（germ cell tumor）
　　ⅱ）頭蓋咽頭管：頭蓋咽頭腫（craniopharyngioma）
　　ⅲ）小脳顆粒層：髄芽腫（medulloblastoma）
　　　　　→　胚，咽，芽　⇒　「敗因の芽」

　　というわけで，ご唱和下さい．
　　　　⇒　「異性攻防，　幕下決勝，　敗因の芽」……無理やりです

紛らわしい病名：神経膠腫，膠芽腫，髄芽腫，髄膜腫，血管芽腫

膠芽 gli・bla，髄芽（ずいが）medullo ⇒ 「甲賀グリブラ，伊賀メデュロ」

ちなみに，神 経 芽 腫（neuroblastoma）：体幹の交感神経節や副腎に多い

神経線維腫症（Ⅰ型，Ⅱ型）：Ⅰ型は von Recklinghausen

悪性度 grade Ⅱ 以上：膠芽腫，髄芽腫，星細胞腫，乏突起神経膠腫，上衣腫

→ 「衣，星，膠，髄，乏突」（glioma 多）

⇒ 「異星が洪水，ボートが必要」

悪性度 grade Ⅰ：血管芽腫，頭蓋咽頭腫，神経鞘腫

⇒ 「grade Ⅰ なのに，欠陥がある印象」

脳室近傍：glioma ⇒ ageo（上尾）

後頭蓋下：脳実質外 → meningi, schwan 「me, sch（メッシュ）」

脳実質内 → hemangi, astro, medullo 「ham（ハム）」

⇒ 「メッシュ・ハム」（外に網，内にハム）

小脳正中（mid）は髄芽腫（medullo），半球（hemi）は血管芽腫（hema）が多い

⇒ 「小脳の，mid は med で，hemi は hema」（五七五）

血管芽腫は von Hippel-Lindau で発症 ⇒ 「hemi, hema, hip」（3h）

成人に多い：髄膜腫，下垂体腺腫，神経鞘腫，神経膠腫

膜 下 鞘 膠 「幕下，膠鞘」（力士）

小児に多い：胚細胞腫，頭蓋咽頭腫，髄芽腫……胎生期の組織由来

胚 咽 芽 「敗因の芽」

石灰化：oligo, cranio, 松果体腫瘍 ⇒ 「檻，蔵，松が，石灰化」

囊 胞：血管芽，咽，鞘 ⇒ 「農法に，欠陥がある印象」（上記 grade Ⅰ と共通）

'囊胞があると悪性度は低い' とも……

83

末梢神経障害

● 原因

　　炎症性（GBS，CIDP など），　代謝性（アルコール，ビタミン欠乏など），
　　感染症（帯状疱疹，ライム病），　傍腫瘍症候群，
　　遺伝性（Charcot-Marie-Tooth 病など），　絞扼性（手根管症候群など），
　　薬剤性（CDDP，VCR など），　中毒性（下記参照）

● 感覚・運動ニューロパチー　⇒　「ＡＢＣＤＬＰＧ」

　　　　　　感覚優位　　　　　　　　　　運動優位

　　A．amyloid neuropathy　　　　L．lead（鉛中毒）
　　B．beriberi neuropathy　　　　P．porphyria
　　C．carcinomatous neuropathy　　G．Guillain-Barre 症候群
　　D．DM neuropathy　　　　　　（LPG：液化石油ガス）

● ニューロパチー

　i ）単神経障害：絞扼性ニューロパチーが多い（手根管症候群など）

　ii ）多発神経障害：糖尿病は glove & stocking とされるが，glove にくることは稀
　　　　　　　　　　　　　　　　　　　　　　　　　　　　　てぶくろ

　iii）多発性単神経障害：複数の単神経障害が，左右非対称，不規則に分布したもの
　　　　　multiplemono（丸いもの）→ 結節性多発動脈炎，サルコイドーシス
　　　　　　　　⇒「丸いものを，蹴った，サル」（フットサルのイメージ）

● Guillain-Barre症候群（GBS）……AIDP（急性 炎症性 脱髄性 多発 根神経炎）
　　ここでわかりにくいのは，'根'でしょう（脊髄から出た神経の根元）．
　　何ゆえ，根の障害と言えるのか？　それを調べるため'髄液検査'をやるのです．
　　遠位の障害（手根管症候群など）では，髄液に異常は出ません．
　　また，神経伝導検査も重要．国試は'脱髄'で足りるが，実際は軸索型もある．
　　　治療：自己免疫疾患 → ステロイドと思いがちだが，GBS には無効
　　　　　＊先行感染，Campylobacter jejuni ⇒「カンジェニ」

● 中毒性ニューロパチー：鉛，ノルマルヘキサン，砒素，水銀
　　　　　　　　　　　⇒「鉛 の ヒスイ」（意味はないが，ミステリアス）

＊ビタミン B_{12}：メチオニン合成の補酵素．メチオニンは髄鞘の維持に重要．

筋 疾 患

● 赤筋, 白筋 (ヒトでは, モザイク状に存在)

	赤筋（遅筋）	白筋（速筋）
収縮時間	遅い	速い
ミオグロビン	多	少

> 赤身の魚
>   マグロ, カツオ → 持久力
> 白身の魚
>   カレイ, ヒラメ → 瞬発力

＊医学の赤：酸素と結合するヘモグロビン, ミオグロビン

● 障害部位

遠位筋優位 → 神経原性疾患（手先に力が入らない）
近位筋優位 → 筋原性疾患（腕が上がらない）｝原則

例外
神経疾患ながら, 近位筋の障害
　脊髄性筋萎縮症（下位ニューロンのみの障害）(p.80)
　　Ⅰ型：Werdnig-Hoffmann 病　→　出生時発症, floppy infant
　　Ⅲ型：Kugelberg-Welander 病 → 2歳以降発症, 自立歩行可
筋疾患ながら, 遠位筋の障害
　筋緊張性ジストロフィー：針筋電図で dive bomber sound
　bald, cataract, DM, dive, dementia　⇒　「BC, 3D」

1）Duchenne型筋ジストロフィー
　　X連鎖劣性遺伝, 仮性肥大（腓腹筋）, 巨舌, Gowers 徴候
　　筋病理：細胞円形, 壊死再生（ゆえに大小不同）, 間質増生

2）多発性筋炎/皮膚筋炎：体幹, 四肢近位筋, 頸筋, 咽頭筋などが障害
　　皮膚筋炎：ヘリオトロープ疹, ゴットロン徴候などを伴う. 小児に多い.
　　抗 Jo-1抗体（陽性は2割程度）. 間質性肺炎, 悪性腫瘍を合併

3）MELAS (mitochondrial myopathy, encephalopathy, lactic acidosis, and stroke-like episodes)
　　mtDNA の塩基数 ‘16569’ の中の, 3243番目が A → G に変異
　　　　⇒　「イチロー語録が, 身にしみる」
　　stroke-like：脳卒中様症状だが, 脳病変が血管支配に一致しない
　　　　血管の平滑筋細胞に, 異常ミトコンドリアが増殖
　　5〜15歳, 知能低下, 低身長, 糖尿病, 難聴, 後頭葉病変が多い
　　　　→　5〜15　難　糖　低　知　後頭　⇒　「5〜15°南東の低地が高騰」

脳波・てんかん

●脳波

暗記モノの中には，人により，何故か覚えられない項目があるもの．
私の場合，脳波の周波数がそれで，しかたなく以下の通り．

δ波：1〜3Hz　　θ波：4〜7Hz　　α波：8〜13Hz　　β波：14〜25Hz
「いいさ」　　　　　「寄んな」　　　　　「はいさ」
先輩宅に寄りたい後輩　→　先輩「いいさ，寄んな」，後輩「はいさ」

＊睡眠脳波：stage 2の spindle を，発作波と間違えぬよう．

●てんかん：小児のてんかんは，年齢がカギ

1歳以下：West 症候群　　　　　　→　ウエスト（腰）
1〜8歳：Lennox-Gastaut 症候群　→　Leg（脚）
小 児 期：欠神発作　　　　　　　→　決心
思 春 期：側頭葉てんかん　　　　→　即答
　　　　　⇒　「腰と脚を据え，決心して，即答」の順

ⅰ）West 症候群：「West は，四肢の振り上げ繰り返す．点頭あるも，転倒はなし」
Hypsarrhythmia, ACTH, B$_6$　⇒　「アリスが，焦って，鼻漏」

ⅱ）欠神発作：欠伸（あくび）ではなく‘欠神’です！
「学童期，知能は正常，転ばない」
「娘さん．音楽・体育で発作出る」
女児に多く3Hz，過呼吸で誘発（音楽は吹奏楽器）

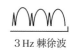
3Hz 棘徐波

ⅲ）若年性ミオクロニーてんかん：
10歳前後の MERRF（ミトコンドリア病）が代表的
＊ミオクローヌス（p.70参照）

●いろいろ

欠神と失神の読み違いに注意
点頭てんかん：点頭（うなずくこと）
複雑部分発作：意識消失が主．一点凝視，自動症（口をモグモグなど）
三相波（主に肝性脳症）：波の形が，ヘタな‘ひ’の字

神経皮膚症候群

母斑症とも呼ばれ，皮膚病変に加え，神経系や内臓の腫瘍を呈する疾患．
1）～3）は常染色体優性（AD）．Sturge-Weber は非遺伝性．

1）神経線維腫症（AD）

I 型（von Recklinghausen）：カフェオレ斑，皮膚神経線維腫は有名

I，von，カフェオレ，常染色体優性，視神経膠腫，皮膚神経線維腫

⇒「カフェオレ，1本，女優の，視線」

II 型：小児の聴神経鞘腫，髄膜腫，白内障．II 型では皮膚病変は稀

⇒「鞘の，膜は，白」……（枝豆の内側がよぎる）

2）von Hippel-Lindau 病（AD）

小脳，網膜に血管芽腫，多臓器嚢胞性腫瘍，多血症

⇒「血管が消耗，多臓器の方で，多血」……（小と網で消耗）

（血管が消耗したので，多くの臓器で，血液を補った的な）

＊脳腫瘍（p.83）で記した「hemi，hema，hip」（3h）

3）結節性硬化症（AD）

皮膚の葉状白斑，顔面血管線維腫，てんかん（West 症候群），精神発達遅滞

⇒「歯は白く，顔は血管，ウエスト，結節」（五七七調）

……葉を歯として，身体各部（歯，顔，ウエスト）を想起

4）Sturge-Weber 症候群（非遺伝性）

一側の三叉神経 1 枝，2 枝領域に，単純性血管腫（ポートワイン腫），
知能障害，血管腫と同側に緑内障，脳回に沿った二重曲線の石灰化

V1,2（三叉 1，2）ポートワイン　先天性緑内障　レール状石灰化

⇒「緑の，山菜に，ワインが，おせっかい」……（食通か）

・ここまで私も，多くの語呂合わせを提示してきましたが，病気のことゆえ，
節度は守っているつもりです．そこで，あえて言いますが，Sturge-Weber を
「スタバ」と略すのは，やはりどうかと思います．十分注意して下さい．

・また本章は，覚え方に無理があるので，参考程度にして下さい．

代謝性疾患

何が何の代謝異常か，覚えるだけでも大変．少しでも役に立つことを祈る．

1）糖原病

グリコーゲンから ATP を産生する解糖系（回路）の障害により，
異常な代謝産物が蓄積し発症する．欠損酵素により，Ⅰ〜Ⅷ型に分類．
肝臓と筋肉に蓄積するものがあり，筋肉はⅡ，Ⅲ，Ⅴ，Ⅶ型．

Ⅰ型	Ⅱ型	Ⅲ型	Ⅴ型	Ⅶ型
von Gierke 病	Pompe 病	Forbes-Cori	McArdle	垂井
Ⅰホンギ	Ⅱポン	フォ コリ	Ⅴマ	タル

⇒「一本気，ニッポンの誇り，ゴマの樽」

2）スフィンゴリピドーシス

Sphingolipid（SL）……構造は成書を参照
SL は神経系に多く含まれるため，代謝異常により様々な異常を来す．

GM1	Sandhoff	Tay-Sachs	Gaucher	Fabry	Niemann-Pick	Krabbe
GM		算定		GAFA		新倉

⇒「新倉 GM，GAFA，算定」（上出来）

（GAFA：Google，Apple，Facebook，Amazon）

3）粘液多糖代謝異常（ムコ多糖症）

ムコ多糖の分解に必要な酵素の先天的な異常により，
ライソゾーム内にムコ多糖の一種が蓄積する疾患．

Ⅰ型 Hurler	Ⅱ型 Hunter	Ⅲ型 Sanfilippo	Ⅳ型 Morquio
ハ	ハ	賛否	モロ

⇒「婿と母，賛否，モロ」……（賛否が直接的）

4）アミノ酸代謝異常

アミノ酸代謝に関わる酵素の異常により，毒性物質が蓄積するか，
アミノ酸が欠乏することにより，臓器障害を来す疾患．

ヒスチジン血症，フェニルケトン，メープルシロップ，ホモシスチン尿症

→「ア，ヒ，フ，メ，ホ」……ア（アミノ酸）

⇒「あ！ 皮膚，目，頬」

■ その他の疾患

●卒試に出るかも系（国試には稀？）

1）副腎白質ジストロフィー（adrenoleukodystrophy）

　　X連鎖劣性の脂質代謝異常．中枢神経の髄鞘が形成されず，白質病変を来す．
　　大脳白質や副腎に，炭素数の多い‘極長鎖飽和脂肪酸’が蓄積
　　　　小児型：知能低下，視神経障害，小脳失調，歩行障害，
　　　　　　　　　低血糖，低血圧，副腎皮質機能不全　　『ロレンツォのオイル』(p.97)
　　　　成人型：痙性対麻痺が主徴で，adrenomyeloneuropathy と呼ばれる

2）家族性アミロイドポリニューロパチー

　　変異したトランスサイレチンにより，不溶性となったアミロイドが神経に沈着，
　　軸索障害を来す（長野と熊本で家系の報告）．
　　　　感覚障害：温痛覚が早期に障害（深部覚は遅れて障害）
　　　　自律神経障害：起立性低血圧や消化器症状（下痢・便秘）
　　　　　　＊アミロイド：固有の蛋白名ではない（成書参照）

3）急性間欠性ポルフィリン症

　　ポルフィリン体は，ヘモグロビンのヘムを形成するが，その過程の異常により，
　　体内にポルフォビリノゲン etc. が蓄積，様々な症状を来す．
　　　　ポルフィリン尿（ワイン色），消化器症状（腹痛，嘔吐，便秘）
　　　　運動優位の多発神経障害（左右対称の弛緩性麻痺）
　　　　精神症状（記憶力低下，不眠，幻覚）
　　　　　　ワイ，消化，運動，弛緩，精神　⇒　「矮小化する精神，　弛緩する運動」

●国試に出ました

　▪ Wernicke 脳症：ビタミン B₁欠乏．MRI：両側視床〜中脳水道周囲に異常信号．
　　　アルコール，低栄養に加え，Vit B₁を欠いた点滴による例も（医原性）．
　▪ 亜急性連合性脊髄変性症：ビタミン B₁₂欠乏 → 脊髄側索，後索，末梢神経障害
　　　p.51 図1　⇒　「モスラの触角，　デコ，　目玉」

　▪ Creutzfeldt-Jakob 病：進行の速い認知症，myoclonus，周期性同期性放電（PSD）
　　　progressive dementia，PSD，prion 蛋白　⇒　「Ｐ Ｐ Ｐ」
　▪ 亜急性硬化性全脳炎（SSPE）：麻疹，ワクチン → 小児期，myoclonus，PSD
　▪ 進行性多巣性白質脳症（PML）：多発する脱髄巣．大脳皮質は保たれる．
　　　基礎疾患は血液系悪性腫瘍が多い．JC ウイルスが乏突起膠細胞で増殖．

神経伝達物質，他

神経細胞間で情報を伝える物質．興奮性と抑制性がある．

1）アミノ酸
　　グルタミン酸（Glu）：興奮性の伝達物質
　　グリシン：抑制性の伝達物質　　　　　　　　　　　　　⎫
　　GABA：抑制性の伝達物質　　　　　　　　　　　　　⎬ ⇒　G三種
　　　　　　　　　　　　　　　　　　　　　　　　　　⎭

2）神経ペプチド（アミノ酸が二つ以上つながった物質）
　　エンドルフィン：除痛，幸福感　　　　　　　　　　　⎫
　　エンケファリン：除痛，幸福感　　　　　　　　　　　⎬ ⇒　エンエン
　　　　　　　　　　　　　　　　　　　　　　　　　　⎭

3）モノアミン（一つのアミノ基が芳香環につながった構造）
　　カテコールアミン（CA）系
　　アドレナリン（AD）：興奮性．恐怖，意欲
　　ノルアドレナリン（NA）：興奮性．怒り，意欲
　　ドパミン（DA）：興奮性．快感，意欲　　　　　　　　⇒　アノドア

4）コリンと酢酸のエステル化合物
　　アセチルコリン（Ach）：筋肉の収縮，記憶にも関係　　＊抗 ChE 阻害剤

5）その他（セロトニンもモノアミンだが，都合によりここに記す）
　　セロトニン（SE）：情動，気分　　　　　　　　　　⎫
　　メラトニン：睡眠などの生体リズム　　　　　　　　　⎬ ⇒　セメ
　　　　　　　　　　　　　　　　　　　　　　　　　　⎭

　　　　→　G三種　　エンエン　　アノドア　　セメ
　　　　じーさん，　えんえん，　あのドア，　せめぇ
　　　　　⇒「爺さん，　延々，　あのドア，　狭ぇ」（上出来）

●生成過程
　チロシン　→　ドパ　→　ドパミン　→　ノルアド　→　アド
　　　　　　　　　　　　　　　　　⇒「血，　D，　DNA」の順
　トリプトファン　→　セロトニン，　メラトニン　⇒「鳥ファン，　狭ぇ」
　グルタミン酸（興奮性）　→　GABA（抑制性）が生成 ……上記1）参照

ドパミン（CA 系）は，血液脳関門（BBB）を通過できないが，
その前駆体であるドーパ（l-dopa）は通過できるため，薬として用いられる．
ちなみに，アルコール，ニコチン，麻薬なども，BBB を通過できてしまう．

> ノルアドレナリン：神経伝達物質（脳幹の青斑核，交感神経の節後線維）
> 　　　　　　　　　　　ホルモン（副腎髄質から）
> アドレナリン：ホルモン（副腎髄質から）
> セ　ロ　ト　ニ　ン：90%は消化管．脳内は数パーセント（脳幹の縫線核）

● 詰め込み

ⅰ）アセチルコリン：ムスカリン，ニコチン　⇒「汗，蒸す，ニコッ」（サウナ）

ⅱ）「抗コリン剤は，アトムすか？」……アトロピンは，ムスカリン受容体に作用

ⅲ）抗コリン剤 vs 抗コリンエステラーゼ阻害剤
　　　　前者はパーキンソン病．後者は重症筋無力症，アルツハイマー病

ⅳ）アドレナリン受容体

> α_1　血管平滑筋収縮　　　　　　　　→　血，収
> α_2　交感神経抑制，インスリン抑制　→　イン・交抑制
> β_1　心拍数増加，心筋収縮力増加　　→　心拍（数・力）増加
> β_2　骨格筋，内臓・気道平滑筋弛緩　→　筋弛緩

　　　　　上から順に　⇒「結集，　淫行抑制，　心拍増加，　筋弛緩」
　　　　　　　　　　　結集し，　見回り，　緊張の後（のち），　一安心（自警団？）

ⅴ）「気管支は，'ベタに'拡張，'焦'って収縮」……β_2，Ach

ⅵ）伝達物質：Glu（興奮性），GABA（抑制性）
　　　　　　　⇒「グルッと興奮，ガバッと抑制」

ⅶ）Glu 受容体 { AMPA 受容体：中枢神経に広く分布．
　　　　　　　　 NMDA 受容体：海馬に豊富．記憶や学習に関与．

誤解・思い込み

かつて国試の問題集に，以下の設問がありました．とりあえず解いてみて下さい．

> 痛覚の伝導路に関与するのはどれか．
> a．上顎神経節　　b．脊髄神経節　　c．毛様体神経節
> d．心臓神経節　　e．膀胱神経節

　正解はb．「脊髄神経節は，温痛覚，触圧覚に関与」とあり，それはいいのですが，疑問はaの解説で，「上顎神経節は，交感神経系の神経節」，ゆえに不正解と……．いや，正直ワタシ，これ，わかりませんでした．で，以下はあくまで推論ですが，もしかしてこの選択肢，「誤植なのでは？」と．

　まずあちこち探しても，上顎神経節という節は見つかりません．
上顎・下顎神経や顎下神経節はありますが（p.24），上顎神経節はないのです．
　で，最終的にはこれ，‘上頸神経節’ではないかと……同節は，交感神経幹の上端で，それなら話は合いますが，いかがなものでしょう？（私が間違いなら深謝）

1）読み違い（とにかく問題をよく読む）
　つまり上記が誤植なら，プロがミスるのだから，学生諸氏など推して知るべし．

　　網様体 vs 毛様体（網毛体帯），欠神 vs 失神，腓骨 vs 腓腹 etc.
　　　　網様体：細胞が集合せず，間に神経線維が走行している部位
　　　　　　傍正中橋網様体（PPRF）など　＊脳幹には内側毛帯も
　　　　毛様体：水晶体周囲の組織．毛様体神経節（上記問題，p.21　対光反射）

2）「たぶん○○だろう」の間違い
　　除脳・除皮質硬直：大脳全般や皮質の障害に思えるが　→　p.36
　　視床の血管支配：MCAかと思いきや　→　p.76

3）「わかった気になっている」の落とし穴
　　カテコールアミン（CA）：超有名な用語だが，あらためて問われると沈黙．
　　　苦し紛れに，「cabin attendant？」などとボケたりする（自戒も込めて）．
　　核と神経節：神経内で細胞体が集合する部位．
　　　中枢神経では‘核’（基底核など），末梢神経では‘神経節’（p.15）．

4）完全なる間違い

欠神発作（'神'であって'伸'ではない）

「けっしん」と入力すると，欠伸（あくび）と変換されるので要注意．

欠神発作は，数十秒ぐらい意識を失う発作で，一点を凝視したり，口をモグモグさせたりするが，その延長で，あくびもすると勝手に決め込み，「あくびを伴うボンヤリとした発作」なる誤解が生じてしまう．

一過性脳虚血発作（TIA）vs 失神

失神をTIAと勘違いしている医師が少なくない．TIAは，単なる脳血流低下（俗にいう脳貧血）という漠とした概念ではない（朝礼で倒れる ≠ TIA）．

TIAは，脳の一部の血流低下により，局所の症状を呈するのに対し（箸を落とすなど），失神は広範な障害により，意識喪失を来す状態を指します．

動脈硬化の超誤解（学生時代の私）

動脈硬化は，単に血管内に脂肪が付着したものではありません．正しくは，過剰な LDL コレステロールが変性し，それが血管壁に入り込み，結果，壁が肥厚する状態を言います（狭窄部に血小板が凝集すると，血栓になるのだが）．

誤解の原因は，メディアかもしれません．たとえばお掃除番組の，排水溝に付着した多量の油汚れ，あれを動脈硬化と勘違いする人が多いのです．排水溝の汚れは，管の壁内に侵入することはありません．

5）紛らわしい名称・用語

ⅰ）ミオクローヌス vs クローヌス，　ジストニア vs ジスキネジア

ⅱ）交連線維：左右の大脳半球をつなぐ（太いのが脳梁）
　　連合線維：同側の大脳半球の異なる領域をつなぐ線維

ⅲ）脳幹網様体：中脳，橋，延髄に連続して存在
　　　　　　　　意識・覚醒レベルの調節，循環・呼吸の調節にかかわる

ⅳ）脊髄神経節：「脊髄のどこだっけ？」と思うが，脊髄の中にはない
　　　　　　　　感覚神経の細胞体の集積部で，脊髄後根にある

ⅴ）球脊髄性筋萎縮症（SBMA）vs 脊髄性筋萎縮症（SMA）

ⅵ）進行性核上性麻痺（PSP）vs 進行性球麻痺（PBP）

無理やり

●有名な覚え方

意識障害：AIUEOTIPS……アイウエオチップス

A	Alcoholism	エタノール中毒
I	Insulin	糖尿病，低血糖
U	Uremia	尿毒症，電解質異常，肝性脳症
E	Encephalitis	脳炎，髄膜炎
O	Opiates	麻薬，薬物中毒，CO中毒
T	Trauma	外傷，硬膜下血腫
I	Infarction	脳梗塞，脳出血
P	Psychiatric	ヒステリー
S	Syncope	失神，てんかん

●無理な覚え方

▪ 側脳室 → Monro孔 → 第三脳室
　　　　→ 中脳水道 → 第四脳室 → Luschka, Magendie孔
「側室と第三婦人の間にモンロー．注視するのが，ルシュカとマジャンディ」

(愛人五人の関係)

▪ pinpoint pupil：p p pは，'p'(pons) ⇒ 「ピーピーピーは，ピーッ！」
　　　　　　　　 リンも，P　　　　 ⇒ 「リンも，ピーッ！」(縮瞳)

▪ 精神科の古典的な薬
ベンゾジアゼピン系：クロナゼパム，ジアゼパム ⇒ 「便秘，黒字」
フェノチアジン系：クロルプロマジン　　　　 ⇒ 「フェチ，黒魔神」
ブチロフェノン系：ハロペリドール　　　　　 ⇒ 「ブッフェでハロー」

▪ 腋窩神経：名前に反し，肩の感覚を支配……逆に覚えやすい．
筋皮神経：前腕の母指側 ⇒ 「きんぴら，母の腕前」

▪ 好発年齢が若年と成人：重症筋無力症，モヤモヤ病，頭蓋咽頭腫

▪ 消化器症状：ポルフィリア（腹痛，嘔吐）
　　　　　　 アミロイドニューロパチー（下痢，便秘）
　　　　　　 てんかん単純部分発作（腹痛）

- 青 斑 核：ノルアドレナリン　　青，ノリ　　⇒　「青のり」
  縫 線 核：セロトニン　　　　　縫，セロ　　⇒　「縫えるセロファン」
  側 坐 核：報酬系，意欲，快感　そのまま　⇒　「即座に報酬，意欲，快感」
  視床下核：障害によりバリスム　下核，ハリ　⇒　「価格が張り」

- Wernicke 脳症：眼球運動障害，運動失調 ＋ 意識障害　　⎫
  Fisher 症候群：眼球運動障害，運動失調 ＋ 腱反射消失　⎬ key word が類似

- Fisher 症候群：抗 GQ1b 抗体　⇒　「Fisher, 時給一尾」（漁師，時給，魚一匹）

- 傍腫瘍症候群：辺縁系脳炎，亜急性小脳変性症，Lambert-Eaton 症候群
  　　　　　　……肺小細胞癌が多い → 抗 Hu 抗体

- 常染色体優性：神経皮膚症候群（p.87）
  　　　　　　triplet repeat 病に多い（球脊髄性筋萎縮症は X 連鎖）
  　　　　　　＊二種類覚えるだけでも大助かり

- X連鎖性劣性：Fabry，副腎白質ジストロフィー（ALD），球脊髄性筋萎縮症（SBMA）
  　　　　　　Duchenne 型，Becker 型筋ジス， Lesch-Nyhan
  　　　　　　⇒　「FAS, DLB」　＊意味はない．DLB は遺伝疾患ではない．

- 必須アミノ酸
  リジン，　スレオニン，　トリプトファン，　ロイシン，　バリン，
  フェニルアラニン，　メチオニン，　イソロイシン
  　　リ，ス，ト，ロ，バ，フ，メ，イ　⇒　「リスとロバ不明」……（有名）

- 必須アミノ酸以外
  ア ラ ニ ン：アデニンと紛らわしい
  セ リ ン：スフィンゴ脂質の骨格
  ヒスチジン：機能性表示食品あり（ヒスタミンと紛らわしい）
  システイン：L-システイン配合などという
  アルギニン：尿素回路に関わる
  グ リ シ ン：睡眠関連の機能性表示食品あり
  チ ロ シ ン：フェニルアラニンから生成（カテコールアミンの素）
  　　アセ　ヒシ　ア　グチ　⇒　「汗，皮脂，あ〜」と愚痴……（創作）

その他

【問題】

1．へんずつう：漢字で書いて下さい．
2．片麻痺：ひらがな
3．どんしょく細胞：漢字
4．ねんちょう痰：漢字
5．不整脈：英語
6．クローン病：英語
7．クロイツフェルト・ヤコブ病：英語
8．流涎：ひらがな
9．うつ：漢字

こんなことを聞くのにも，理由があります．
  ・まずは，細かい点に注意してほしいこと（注意力，観察眼）
  ・今一つは，論文を書いた後，最後にチェックするのは自分です．
    その後の誤字・脱字は，そのまま印字されてしまいます．
    ちなみに，堂々と Creutzfeldt-Jacob と書いてある論文もありますが，
    そうは言っても人名ですから……私も何かあったら平謝りです．

【解答】

1．偏頭痛ではなく，'片頭痛'．神経学会用語集に出ています．
2．かたまひではなく，'へんまひ'．これも用語集に出ています．
      以上はどの科も同じで，決められた用語を使うのは当然です．
3．学生時代，貧食細胞と書いていましたが，貧しい（まず）ではなく貪る（むさぼ）です．
4．ずっと粘張だと思っていましたが，'粘稠'です．
      しかもこれにはさらに奥があり，読み方は'ねんちゅう'とのこと．
5．まずリズムが書けるかどうか．rhythm（h 二つ）　→　arrhythmia
6．慢性の chronic と混同せぬよう　→　Crohn です．
7．Creutzfeldt に集中し，ヤコブで気を抜く……Jacob ではなく Jakob.
8．パーキンソン病の涎（よだれ）に対する用語で，りゅうえんと読みがちですが，
      'りゅうぜん'です．マニア垂涎（すいぜん）の一品とか言うでしょう．
9．鬱の字の覚え方．「リンカンは，アメリカンコーヒーを，三杯」
      林（りん）に缶，ワ，※（米），コ，ヒ，ノノノ（三杯）

国試雑談

● 国試に向けて（使えるものは，何でも使う）
- 読書好きな人に

    岩田誠先生：『神経内科医の文学診断』『見る脳・描く脳』『脳と音楽』etc.
    石浦章一先生：脳神経関連の著書全般（やや基礎医学向き）

- 映画鑑賞（勉強会の時，みんなで見るとか）

    『レナードの朝』（パーキンソン病）
    『ロレンツォのオイル』（副腎白質ジストロフィー）
    『ギフト』（筋萎縮性側索硬化症）
    『潜水服は蝶の夢を見る』（閉じ込め症候群）
    『小さな命が呼ぶとき』（ポンペ病）
    『アリスのままで』（若年性アルツハイマー）

- テレビを活用（各科に使える）

    『きょうの健康』（Ｅテレ）， 民放の健康番組， 放送大学（BS）etc.

● 試験場あるある
- 昼食は，腹八分目におさえる（午後の試験に向け）
  人間，伸びをすると眠くなる．伸びをせぬよう注意．

- 国試のトイレ休憩中，横に立った友人「あの○○の問題，答え何にした？」，
  自分「おぉ，あれだろ，あれ迷ったんだけど，ｃにした」，
  友人「え〜っ，オレ，ｂにしたんけど．だって○□△だろ？」，
  自分「え，そっかぁ〜，でも〜……」などという，不毛な会話はいりません．
  皆が迷う問題は，仮に間違ったとしても，影響は少ないですから．
  そんなヒマがあったら，次の試験に備え，しっかり排尿して下さい．

- 地方の大学は，各地の政令都市で試験が行われ，おそらくホテルに泊まります．
  その際，夕食後など，友人の部屋に集まり，当日の答え合わせをする者がおり
  ますが（そこで誤りに気付き自信を失うか，下手すると宴会に発展，翌日二日
  酔いで最悪など），国試対策委員とかでなければ，そんなことしなくていいで
  すから．その日出た問題は，翌日には出ません．とっとと休んで下さい．

おわりに

　最後までお付き合いいただき，ありがとうございました．今回は古典的な内容に終始しましたが，それは，なるべくそこを簡素化し，他に時間を回してほしいという，私なりの考えによるものでした．事実，一通り疾患を学んだ後，問題集（国試用）を始めると，初期の解剖のことなど，ウソのように覚えておらず……．そこでしつこいようですが，ここでまた，いくつか項目を加えることにしました．

正円孔：三叉神経　第Ⅱ枝　→　Ⅱ正　　　　　}「二世，産卵」
卵円孔：三叉神経　第Ⅲ枝　→　Ⅲ卵　　　　

上眼窩裂：上眼静脈，Ⅲ，Ⅳ，Ⅵ，Ⅵ1　⇒　「上目遣いに，三四郎，恋」

脳神経（運動系）が障害されるとどうなるか（成書で確認を）
　　三叉神経：下顎がどちらに寄るか
　　顔面神経：口角が下がる……これはわかる
　　副 神 経：胸鎖乳突筋が収縮すると，首はどちらに向くか　→　障害されると？

Glasgow Coma Scale（最低限）
　　体の上から　　E（目）　V（口）　M（体）
　　　　項目　　　4つ　　　5つ　　　6つ　　　　M3 徐皮質，M2 徐脳

円錐は腰椎1，Jacoby 線は腰椎4-5 の高さ
　　⇒　「ジャコ4〜5匹，1円」

MRI ＜ CT：出血，　石灰化，　ペースメーカー（忘れがち）

総頸動脈造影：周囲に写る外頸動脈に惑わされてはならない

小脳の動脈：（上 SCA，前下 AICA，後下 PICA）
　　上 S に対し，下 I（2本），前 A に対し，後 P
　　SCA，AICA は脳底動脈，PICA は椎骨動脈由来
　　脳幹の腹側から，脳幹をまたいで小脳に行く

脳幹
小脳
SCA
AICA
PICA
脳底動脈
椎骨動脈
前　上

● 言い残したこと

▪ 図だけで解剖を覚えても，画像やマクロ標本を出されると撃沈……
　　画像や標本と対比させて覚えることが肝要．

▪ 問題も選択肢も，最後まで読み通すこと．
　　最後まで読むと，「本疾患と遺伝子変異様式が同一なのはどれか」
　　　　　　　　「この患者と同じ病態が原因となるのはどれか」
　　　　　　　　　　など，超肩透かしの設問もあります．

▪ 選択問題で，パッと見，「これは違う」と初めから除外してしまうのは危険．
　　間違いと思った選択肢（もの）が正解であることは，よく経験するところ．
　　除外した選択肢も，必ずもう一度確認するよう．

▪ 頻度は少ないのに，国試の問題集でよく見かける疾患（私見）
　　内頸動脈海綿静脈洞瘻，　亜急性脊髄連合変性症，　周期性四肢麻痺

▪ 問題を作る側も大変だとは思いますが……
　　かつて文章問題に，病歴と身体所見から，球脊髄性筋萎縮症（SBMA）を想起させ，必要な検査は‘遺伝子検査’と答えさせるものがありました．
　　しかし，考えてもみて下さい．文章題一題に，どれほど時間がかけられるか（せいぜい数分？）．
　　つまり脳内科医でさえ，生涯，何人診るかという稀な疾患を，学生相手に数分で，しかもいきなり，遺伝子検査と答えさせるのはいかがなものかと……．

　さて，最後もとりとめのない話になってしまいましたが，いずれにしても，本書をご購入いただいた皆様には，幸多かれと……．

　技術の進歩により，患者さんとの距離は遠くなる一方ですが，しかし，誰が何と言おうと，医療は，視て，聴いて，触れてのアナログが基本です．むろん先端医療も重要ですが，最後はやはり‘人’なのです．どうか痛みのわかる，誠実な医療者になって下さい．いつか皆様とお会いできる日を，楽しみにしております．

　なお，本書の出版にあたり，煩雑な原稿を丁寧にご校閲下さった，東京図書出版の皆様，表紙カバー，図表を美しく仕上げて下さった関係者の皆様に，この場をお借りし，深く御礼申し上げます．

Dr. U

Dr. U

20世紀，首都圏生まれ．
医師国家試験合格，
現在に至る．

脳神経内科　アナログ勉強会

2024年2月9日　初版第1刷発行

著　　者　Dr. U
発 行 者　中 田 典 昭
発 行 所　東京図書出版
発行発売　株式会社 リフレ出版
　　　　　〒112-0001　東京都文京区白山 5-4-1-2F
　　　　　電話 (03)6772-7906　FAX 0120-41-8080
印　　刷　株式会社 ブレイン

落丁・乱丁はお取替えいたします。
ご意見、ご感想をお寄せ下さい。